FORSCHUNGSBERICHTE DES LANDES NORDRHEIN-WESTFALEN

Nr. 2772/Fachgruppe Medizin

Herausgegeben im Auftrage des Ministerpräsidenten Heinz Kühn
vom Minister für Wissenschaft und Forschung Johannes Rau

Prof. Dr. med. Sebastian Schuchhardt
Jörg Schuster
Thomas Ryzlewicz
Max-Planck-Institut für Systemphysiologie, Dortmund

Untersuchungen zur Sauerstoffversorgung
des Warmblütermyokards
mit Platin-Nadel-Elektroden

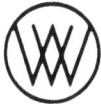

Westdeutscher Verlag 1978

CIP-Kurztitelaufnahme der Deutschen Bibliothek

Schuchhardt, Sebastian:
Untersuchungen zur Sauerstoffversorgung des
Warmblütermyokards mit Platin-Nadel-Elektro-
den / von Schuchhardt, S.; Schuster, J.;
Ryzlewicz, Th. - Opladen: Westdeutscher Verlag,
1978.

(Forschungsberichte des Landes Nordrhein-
Westfalen; Nr. 2772 : Fachgruppe Medizin)
ISBN 978-3-531-02772-2   ISBN 978-3-322-88155-7 (eBook)
DOI 10.1007/978-3-322-88155-7
NE: Schuster, Jörg:; Ryzlewicz, Thomas:

© 1978 by Westdeutscher Verlag GmbH, Opladen
Gesamtherstellung: Westdeutscher Verlag

ISBN 978-3-531-02772-2

Inhalt

I.	EINLEITUNG	1
II.	BESCHREIBUNG DER VERWENDETEN METHODEN	2

    A. Die polarographische Messung des Sauerstoffdrucks mit Platin-Elektroden   2

        1. Das Prinzip der Messung   2

        2. Die PO_2-Messung mit Nadel-Elektroden im schlagenden Herzen   3

    B. Der Aufbau der Versuchsanordnung und die Durchführung der Versuche   6

        1. Versuche mit Ratten   6

        2. Versuche mit Hunden   7

        3. Verzeichnis der verwendeten Meßgeräte   9

III. DARSTELLUNG DER ERGEBNISSE   9

    A. Die Verteilung des Sauerstoffdrucks im Myokard   9

    B. Das Verhalten des Sauerstoffdrucks im Myokard bei Änderung von 1. Herzarbeit   13
                                        2. arteriellen Sauerstoffgehalt

        1. Änderung der Herzarbeit   13

            a) Experimentelle Maßnahmen zur Änderung der Herzarbeit   13

            b) Senkung der Herzfrequenz   13

                α) Kühlung des Sinusknotens   13

                β) Elektrische Reizung des Nervus vagus   14

            c) Volumenbelastung des Herzens   15

            d) Gabe von Adrenalin   15

        2. Änderung des arteriellen Sauerstoffgehalts   16

            a) Experimentelle Maßnahmen zur Änderung des arteriellen Sauerstoffgehalts   16

            b) Beatmung mit Sauerstoff   17

            c) Beatmung mit Carbogen   18

            d) Beatmung mit 10 % Sauerstoff   18

    C. Das Verhalten des myokardialen Sauerstoffdrucks bei Gabe von CO_2, Dipyridamol und bei Drosselung der Koronardurchblutung   20

        1. Experimentelle Maßnahmen zur Änderung der Koronardurchblutung   20

        2. Beatmung mit 5 % CO_2 21

        3. Gabe von Dipyridamol   21

        4. Drosselung der Koronardurchblutung   22

IV. DISKUSSION DER EXPERIMENTE	24
A. Zur Methodik	24
B. Intramyokardialer PO_2 und Regulation der Koronardurchblutung	25
1. Allgemeine Ergebnisse, die sich aus den Einzelbefunden ableiten lassen	25
2. Prüfung der Ergebnisse in Bezug auf die Hypothesen zur Regelung der Koronardurchblutung	28
3. Versuch einer Synopsis der diskutierten Ergebnisse	28
C. Koronardilatation und O_2-Versorgung des Myokards	29
V. VERZEICHNIS DER VERWENDETEN LITERATUR	31
VI. ZUSAMMENFASSUNG DER ERGEBNISSE	35
VII. ABBILDUNGEN	37

I. EINLEITUNG

Der an irgendeiner Stelle im Mikrobereich des Gewebes eines Organs vorhandene Sauerstoff wird bestimmt durch zwei variable physiologische Größen: den Verbrauch des Sauerstoffs in den Zellen und die Anlieferung des Sauerstoffs in den Blutgefäßen. Diese beiden Größen wirken in gegensätzlicher Weise auf den örtlich vorhandenen Sauerstoff ein: durch den Antransport nimmt er zu, durch den Verbrauch ab. Normalerweise stehen beide Vorgänge im Gleichgewicht, so daß der örtlich vorhandene Sauerstoff unter konstanten Bedingungen seinen Wert ungefähr beibehält. Dieses Gleichgewicht ist labil. Jede Änderung der einen oder anderen (oder beider) Variablen kann es beeinflussen.

Der Transport des Sauerstoffs aus den Blutgefäßen des mikrovaskulären Systems zu den Zellen erfolgt im wesentlichen durch Diffusion. Durch den Verbrauch des Sauerstoffs in den Zellen bilden sich Gradienten des Sauerstoffdrucks zwischen Kapillaren und Gewebe, die diesen Transport aufrechterhalten. Durch Messung des lokalen Sauerstoffdrucks im Gewebe kann man sich also über die Sauerstoffversorgung des Gewebes im einzelnen, d.h. im Mikrobereich, ein Bild machen. Wir werden im folgenden über mehrere Serien von Experimenten berichten, in denen die Sauerstoffversorgung der Herzmuskulatur durch Messung des lokalen Sauerstoffdrucks (PO_2) untersucht wurde.

Wir haben am Anfang gesagt, daß der an einer bestimmten Stelle im Organgewebe vorhandene Sauerstoff, meßbar z.B. als Sauerstoffdruck, von den beiden Variablen O_2-Verbrauch und -Angebot abhängt. Außer diesen Variablen gibt es mehrere konstante Größen, die die Verteilung des Sauerstoffdrucks im Gewebe bestimmen. Dies sind: 1. das Kapillarmuster, 2. die Diffusionseigenschaften der einzelnen Gewebeteile für Sauerstoff, 3. evtl. im Gewebe vorkommende Speichersubstanzen für Sauerstoff, im Herzmuskel z.B. das Myoglobin, 4. der sogenannte kritische Sauerstoffdruck der Zellen; das ist derjenige Druck, der zur Aufrechterhaltung des oxydativen Stoffwechsels der Zelle notwendig ist. - Wir kommen auf diesen Begriff im Kapitel III.A. (S. 9) zurück. Diese genannten Größen bilden das vorgegebene biologische Gerüst, in dem sich die dynamischen Vorgänge, Verteilung und Verbrauch des Sauerstoffs, dauernd abspielen. Wir werden bei der Darstellung unserer Versuchsergebnisse immer wieder auf den Einfluß dieser statischen Determinanten stoßen.

Das Herz gehört zu denjenigen Organen unseres Körpers, dessen Sauerstoffverbrauch sich fast dauernd ändert. Denn das Herz wird in seiner Tätigkeit (und damit in seinem Sauerstoffbedarf) durch Änderungen unserer körperlichen Lage und Tätigkeit, ebenso aber unseres seelischen Zustandes, dauernd beeinflußt. Es ist in der Herzphysiologie seit langem bekannt, daß die Durchblutung der Koronargefäße des Herzens sich auf solche Änderung der Herzarbeit sofort einstellt, also bei vermehrter Arbeit zunimmt und umgekehrt. Der Organismus ist offensichtlich bestrebt, die im Myokard verfügbare Sauerstoffmenge zumindest so weit aufrechtzuerhalten, daß sie für die Durchführung der geforderten Arbeit ausreicht. Dies gilt im Prinzip für alle Organe. Beim Herzen allerdings in besonderem Ausmaß. Einmal ist die Fähigkeit des Herzens, Energie auf anaerobe Weise zu bilden, gering. Zum anderen entnimmt das Herz dem durchfließenden Blut schon unter Ruhebedingungen sehr viel mehr Sauerstoff als alle anderen Organe. Dazu kommt, daß der Anpassungsbereich der Herzleistung sehr groß ist. Zum Beispiel kann das Herz bei schwerer körperlicher Arbeit seine Leistung auf ungefähr das Zehnfache steigern. Der entsprechende Mehrbedarf des Sauerstoffs für die Herzmuskulatur muß weitgehend über eine Zunahme der Durchblutung gedeckt werden.

Dieses Zusammenspiel zwischen Sauerstoffverbrauch und Durchblutung war das zentrale Thema unserer Experimente. Wir haben vor allem folgende Fragen untersucht: Wie verhält sich der lokale Sauerstoffdruck im Myokard, wenn man die Parameter Sauerstoffverbrauch und -angebot experimentell verändert? Bleibt er konstant oder ändert er sich? Wenn er sich ändert, in welchem Ausmaß? Wie sind die experimentellen Befunde über sein Verhalten mit den bestehenden hypothetischen Mechanismen über die Regulation der Koronardurchblutung vereinbar?

Wir haben auf S. 1 gesagt, daß man sich durch Messung des lokalen Sauerstoffdrucks ein Bild über die Sauerstoffversorgung im Mikrobereich des Gewebes machen kann. Diese Aussage muß für unsere Messungen in der Herzmuskulatur noch genauer gefaßt werden. Wie haben den Sauerstoffdruck gemessen mit Platin-Nadel-Elektroden mit Spitzendurchmessern von (im Mittel) 100 µm. Es handelt sich also nicht um "echte" Mikromessungen im Zellbereich, sondern - wenn man will - um eine Semi-Mikromethode. Wir bezeichnen das Verfahren im folgenden als Messung des lokalen intramyokardialen Sauerstoffdrucks, wobei lokal in seinen absoluten Abmessungen und seiner Beziehung zur Mikrostruktur des Herzmuskelgewebes im Kapitel II.A.2. der Methodik genauer beschrieben werden wird.

II. BESCHREIBUNG DER VERWENDETEN METHODEN

A. Die polarographische Messung des Sauerstoffdrucks mit Platin-Elektroden

1. Das Prinzip der Messung

Die polarographische Sauerstoffmessung ist eine besondere Form der Elektrolyse, bei der in einer Lösung enthaltener Sauerstoff mittels eines geeigneten Elektrodensystems reduziert wird. Die Reduktion erfolgt an der möglichst gut polarisierbaren Kathode, die im allgemeinen aus Edelmetall, in unserem Fall aus Platin, besteht. Als unpolarisierbare Gegenelektrode verwenden wir eine Ag-AgCl-Elektrode. Die Spannung, die zur Reduktion von Sauerstoff erforderlich ist, liegt im Bereich von 0,6 - 0,9 Volt. Man bezeichnet sie als Polarisationsspannung. Der Elektronenfluß bei der Reduktion bewirkt einen Fluß von elektrischem Strom im Elektrodensystem. Er ist bei Einstellung der geeigneten Polarisationsspannung der Menge an reduziertem Sauerstoff proportional (19). Da an der Platin-Oberfläche sämtlicher Sauerstoff reduziert wird, entsteht hier ein Diffusionsgradient für Sauerstoff, der einen kontinuierlichen Fluß von Sauerstoff aus dem Meßmedium zum Platin bewirkt. Dieser Fluß ist proportional dem Sauerstoffdruck in der Meßlösung. Unter der Voraussetzung, daß an der Platin-Kathode nur Sauerstoff reduziert wird, ist also der elektrische Meßstrom im Elektrodensystem dem Sauerstoffdruck in der Meßlösung proportional. Dieser Strom wird verstärkt und registriert.

Zur Herstellung einer definierten Platinmeßfläche wird Platindraht in Glas eingeschmolzen und die Meßseite dieser Elektrode glatt geschliffen. Von Lübbers et al. (33) sind verschiedene Formen und Anwendungsmöglichkeiten solcher Platin-Elektroden beschrieben worden. Abb. 1 zeigt halbschematisch die Meßanordnung am Beispiel einer Platin-Nadel-Elektrode (Beschreibung s.S. 3).

Das O_2-Diffusionsfeld vor der Platinfläche ist mechanisch äußerst empfindlich. Es muß durch ein geeignetes Medium stabilisiert werden. Außerdem besteht die Gefahr, daß sich auf die blanke Platinfläche Substanzen aus dem Meßmedium anlagern und deren Meßeigenschaften verändern. Um definierte Diffusionsbedingungen zu schaffen, versieht man daher die Meßfläche der Elektrode mit einer Membran aus Kunststoff, die für Sauerstoff durchgängig ist.

Bei der polarographischen PO_2-Messung wird, wie gesagt, dem Medium dauernd Sauerstoff entzogen. Der Sauerstoffdruck wird daher systematisch falsch, nämlich etwas zu nieder gemessen. Die Größe dieses Fehlers ist in erster Linie abhängig von: der Größe der Platinfläche und damit der Höhe des Meßstroms, von den Eigenschaften der Membran und - bei Messungen im Gewebe - von dem Sauerstoff-Fluß im Gewebe an der Meßstelle (15). Der Fehler wird für die von uns verwendeten Nadel-Elektroden auf S. 5 behandelt.

2. Die PO_2-Messung mit Nadel-Elektroden im schlagenden Herzen

Stichelektroden für Messungen im Mikrobereich des Gewebes sind zur Zeit noch nicht im Handel zu erhalten. Sie müssen daher im Labor hergestellt werden. Das Verfahren für unsere Elektroden wird hier im Überblick geschildert.

Platindraht von 25 µm Durchmesser wird in Glaskapillaren so eingeschmolzen, daß Spitzendurchmesser von ungefähr 100 µm entstehen. Die Spitze wird schräg angeschliffen. Zum Schutz der Platinmeßfläche und zur besseren Haftung des Membranmaterials wird der äußerste Teil des Platins aus dem Glaskanal, in dem es sich befindet, herausgeätzt. Es entsteht also in der schräg angeschliffenen Glasfläche eine Nische, in deren Tiefe sich die Platinfläche befindet. Die Distanz von der Mitte der Nischenöffnung zum Platin betrug bei unseren Elektroden im Mittel 21 µm.

Das synthetische Membranmaterial Polystyrol (Fa. BASF, Ludwigshafen) wird in Tetrachlorkohlenstoff gelöst. Zum Aufbringen der Membran werden die Elektroden in diese Lösung eingetaucht (1). Die Elektroden werden auf eine Länge von ca. 5 mm gebracht. Die elektrische Ableitung vom Platindraht erfolgt über einen lackisolierten Kupferdraht mit einem Durchmesser im Bereich von 25 - 55 µm. Eine Elektrode wiegt im Mittel 7 mg (ohne Kabel). Auf <u>Abb. 2</u> ist eine solche Elektrode dargestellt.

Die Elektroden werden in physiologischer Kochsalzlösung geeicht. Der Diffusionskoeffizient von Sauerstoff in physiologischer Kochsalzlösung und in biologischem Gewebe ist von ähnlicher Größe. Dadurch wird der zweite mögliche systematische Fehler der PO_2-Messung mit Platin-Elektroden, der sogenannte Diffusionsfehler (15), vernachlässigbar klein. Die Eichanordnung besteht aus drei thermostatisierten Glasgefäßen, deren Lösung mit je einem analysierten Eichgas äquilibriert wird. Die Eichgase sind im allgemeinen reiner Stickstoff, 10 % Sauerstoff plus 90 % Stickstoff und Luft (= 20,9 % Sauerstoff).

Der ca. 10 cm lange flexible Ableitdraht der Elektrode endet in einem Koaxialstecker, von dem ein abgeschirmtes Kabel zur Polarisationsspannung führt. Für die Messung im schlagenden Herzen wird der Koaxialstecker über der Thoraxöffnung verschieblich mittels eines Magneten gehaltert. Die Bezugselektrode, als Schlinge aus Silberdraht ausgebildet, wird entweder am Herzen selbst oder in seiner Nähe im Gewebe befestigt. Die Elektrode wird von Hand (oder mit einer Pinzette) in die Vorderwand des linken Ventrikels eingestochen. Der Polarisations-(und Meß-)strom fließt nun durch das Gewebe zwischen den beiden Elektroden (sogenannter offener Meßkreis). Neben der Thoraxöffnung wird ein kleines thermostatisierbares Glasgefäß mit luftäquilibrierter Eichlösung - sogenanntes lokales Eichgefäß - befestigt. Der Eichwert der Elektrode für Luft kann dort zwischen den Einstichen kontrolliert werden, ohne daß die Elektrode aus ihrer Halterung entfernt werden muß. Abb. 3 zeigt in einem Ausschnitt der Versuchsanordnung die PO_2-Messung im schlagenden Hundeherzen.

Wenn eine Elektrode in das Myokard eingestochen worden war, wurde sie auf ihre Meßeigenschaft getestet durch vorübergehende Beatmung des Versuchstieres mit z.B. Sauerstoff oder Carbogen. Auf Abb. 4 sind Eichung, Einstich und Testung in einer Originalregistrierung dargestellt. Die einzelnen Vorgänge sind mit Buchstaben bezeichnet und werden im folgenden erläutert.

A: Die Elektrode wird in das Eichgefäß Nr. 1 (= Luft) gehängt und polarisiert dort, d.h. sie stellt sich auf den Meßwert ein.
B: Der Meßwert für PO_2 = 152 mm Hg hat sich eingestellt.
C: Die Elektrode wird in Eichgefäß Nr. 2 (10 % O_2) übertragen.
D: Der Meßwert für PO_2 = 72 mm Hg hat sich eingestellt.
E: Die Elektrode wird in Eichgefäß Nr. 3 (= N_2) übertragen.
F: Der Meßwert für PO_2 = 0 mm Hg hat sich eingestellt.
G: Die Elektrode wird über dem Thorax gehalten und in das sogenannte lokale Eichgefäß gehängt.
H: Der eingestellte Meßwert für PO_2 = 152 Torr liegt in diesem Fall niedriger, weil die Thermostatisierungstemperatur des lokalen Eichgefäßes versehentlich zu tief eingestellt worden war.
I: Die Elektrode wird aus dem Eichgefäß herausgenommen und in das Herz eingestochen (die Herztätigkeit wird dadurch, soweit am Blutdruck erkennbar, nicht beeinflußt). Die Elektrode steckt ca. 2 mm tief in einem Winkel von ca. 45 Grad zur Herzoberfläche. Beide Werte werden grob geschätzt (s.S. 6).
J: Die Elektrode stellt sich auf den örtlichen PO_2 im Myokard von ca. 6 mm Hg ein.
K-L: Registrierung des lokalen PO_2
L: Zur Testung der Elektrode wird die Beatmung von Luft auf Sauerstoff umgeschaltet. Nach einer gewissen Latenz steigt der PO_2 im Myokard auf ca. 50 mm Hg an. (Dabei sinkt der Blutdruck bisweilen etwas ab, in diesem Fall ungewöhnlich stark).
M: Die Beatmung wird auf Luft zurückgeschaltet, der PO_2 stellt sich wieder auf den Vorwert ein.

Bei der Sauerstoffgabe wird die Elektrode, wie gesagt, auf ihre Meßfähigkeit für Sauerstoff getestet. Sie wird nicht, was sehr erwünscht wäre, im Gewebe quantitativ geeicht. Ein Verfahren zur quantitativen Eichung der PO_2-Elektrode in situ wurde von

Huch und Lübbers für die transkutane PO_2-Messung am Menschen entwickelt (20). Es setzt eine Erhöhung des Gewebs-PO_2 durch Atmung von Sauerstoff auf ca. 150 mm Hg oder mehr voraus. Im Tierexperiment am Herzen ist das Verfahren im allgemeinen nicht anwendbar, da der PO_2 im Myokard auch unter Carbogenbeatmung sehr selten PO_2-Werte über 100 mm Hg erreicht.

Es besteht hier lediglich die Möglichkeit, den Null-Wert der PO_2-Elektrode in situ zu kontrollieren. Man beatmet zu diesem Zweck das Versuchstier so lange mit Stickstoff, bis der PO_2 auf den Abszissen- bzw. einen abszissenparallelen Wert abgefallen ist. Dies kann man während eines Experiments machen, falls der PO_2 rasch genug abfällt und das Tier in seinem Zustand nicht zu sehr beeinträchtigt wird. Man kann es jedenfalls am Schluß eines Experiments durchführen. Wir haben dies routinemäßig gemacht. Der Null-Wert in situ lag im Mittel 3 % über dem in vitro.

In Abschnitt 1 dieses Kapitels (S. 3) wurde der systematische Fehler der PO_2-Messung durch O_2-Verbrauch an der Elektrode erwähnt. Er hängt wie gesagt, von den Abmessungen der Elektrode und dem Sauerstoff-Fluß im Gewebe ab. Grunewald (1970) hat die Abnahme des Gewebe-PO_2 im Myokard zwischen vier Herzkapillaren für verschiedene Durchmesser von Platin und Membran berechnet. Sie beträgt bei einem Pt-Durchmesser und einer Membrandicke von 5 µm 5 % des tatsächlichen Werts. Bei unseren Elektroden ist einerseits die Pt-Fläche größer, andererseits die Membran dicker. Dadurch resultiert ein Fehler ähnlicher Größe, nämlich 4 - 7 %. Der Gesamtfehler unserer PO_2-Messung kann im ungünstigsten Fall, d.h. wenn mehrere Fehler in derselben Richtung abweichen und sich summieren, ca. 10 % betragen. In der Praxis rechnen wir mit einer Fehlerbreite von $\pm$ 3 mm Hg. Bei der Auswertung von PO_2-Verläufen betrachten wir erst größere Abweichungen als signifikant.

Die Einstellzeiten unserer Elektroden sind infolge der Nische lang, nämlich im Bereich von 10 bis 20 Sekunden für den 95 %-Wert. Dieser Nachteil wurde zugunsten der stabileren PO_2-Messung in Kauf genommen. Die Streubreite der Einstellzeit ist bedingt durch die unterschiedliche Form von Nisch und Membran.

Beim Einstechen der Elektrode in das Myokard können mehrere Effekte auftreten, die den aktuellen Gewebe-PO_2 verfälschen. Unserer Erfahrung nach sind dabei vor allem zwei Vorgänge von Bedeutung. Der eine ist eine Verschiebung der Eichkurve zu tieferen Werten. Die Ursache ist vermutlich eine Beeinträchtigung, vielleicht Kompression, der Membran. Dieser Fehler läßt sich feststellen, indem man eine Probemessung in einem Medium geeigneter Konsistenz mit definiertem PO_2, z.B. luftgesättigtes Agar-Agar, macht. Man kann dann Elektroden mit zu großer Eichkurvenverschiebung mit einer neuen Membran versehen oder ausscheiden (42).

Der andere mögliche Einsticheffekt ist der, daß durch die Elektrodenspitze im Myokard Mikrogefäße in unterschiedlicher Anzahl reversibel oder irreversibel komprimiert oder verletzt werden. Von der schräg angeschliffenen Fläche der Elektrodenspitze wird ein Gewebsareal von ca. 100 x 50 µm tangiert, also mechanisch mehr oder weniger beeinträchtigt. Das von der PO_2-Messung erfaßte Gewebsvolumen liegt unmittelbar vor der Nische

und ist wesentlich kleiner (ca. 0,0005 mm^3). Bei Angabe der
räumlichen Auflösung der Messung muß man zwischen beiden Vorgängen unterscheiden. Der mittlere Kapillarabstand im Warmblütermyokard ist ziemlich unabhängig von der Tierart und beträgt
ungefähr 20 µm (^{51}). Die Elektrodenfläche berührt also das Versorgungsgebiet von ungefähr zwei Kapillaren. Wieviele Mikrogefäße bei einem Einstich komprimiert oder verletzt werden, ist
eine Frage des Zufalls. Das Ausmaß der Beeinträchtigung läßt
sich nur ganz grob durch funktionelle Tests abschätzen. Eine
Möglichkeit ist die Registrierung des PO_2-Verlaufs bei vorübergehender Beatmung mit z.B. Sauerstoff. Eine starke Verzögerung
und Abflachung einer solchen Testreaktion kann darauf hindeuten,
daß Mikrogefäße beeinträchtigt wurden und dadurch die Diffusionsstrecke vom Platin zu den nächsten O_2-Quellen vergrößert wurde.
Neuerdings glauben wir eine Möglichkeit gefunden zu haben, durch
systematische Testung die Fälle, wo Mikrogefäße reversibel komprimiert wurden, aufzudecken (s.S.10). Ein weiteres Testverfahren besteht darin, die das Meßgebiet versorgende Koronararterie
kurzfristig zu drosseln und die Zeit bis zur ersten Veränderung
des PO_2-Wertes (im allgemeinen ein PO_2-Abfall) zu bestimmen.
Diese "Reaktionszeit" beträgt (bei Messung im Hundemyokard) im
Mittel vier Sekunden (s.S.22). Auch dieser Wert zeigt eine große Streubreite. Durch die lange Einstellzeit der Elektroden
können sehr rasche Vorgänge, z.B. durch die Herzfrequenz evtl.
hervorgerufene PO_2-Änderungen, nicht erfaßt werden. Es kommt
allerdings häufig vor, daß in der PO_2-Registrierung im schlagenden Herzen Oszillationen in der Herzfrequenz auftreten. Dies
sind Artefakte, die durch mechanische und/oder elektrische Einwirkung auf die Platinmeßfläche bzw. den Meßkreis verursacht
werden. Sie wurden bei uns durch ein im Registriergerät (s.
S. 9) eingebautes Filter gedämpft. Die Signalverzögerung durch
das Filter beträgt bei einer rechteckförmigen Signaländerung
unabhängig von der Amplitude 6,3 Sekunden. In einigen Registrierungen sind diese Oszillationen nicht gedämpft und sichtbar.

Alle Messungen des intramyokardialen Sauerstoffdrucks wurden
in der Vorderwand des linken Herzventrikels durchgeführt. Die
Einstichtiefe betrug bei den Ratten 1 - 3 mm, bei den Hunden
2 - 5 mm. Sie wurde nach dem aus dem Gewebe ragenden Teil des
Glasschaftes, dessen Gesamtlänge bekannt war, abgeschätzt.

B. Der Aufbau der Versuchsanordnung und die Durchführung
   der Versuche

1. Versuche mit Ratten

Die Versuchstiere waren weibliche Wistar-Ratten. Zur Narkose
wurde Urethan (0,1 g/kg Körpergewicht) subkutan injiziert.
Die Tiere wurden auf einem Operationstisch eigener Herstellung
festgebunden. Der Tisch wurde von einem Thermostaten mit Wasser
so gewärmt, daß die Körpertemperatur der Ratten 37,5 $\pm$ 1,5° C
betrug. Sie wurde über einen rektal eingeführten Fühler regelmäßig mit einem Temperaturmeßgerät gemessen. In die rechte
Arteria carotis wurde eine Metallkanüle, über die der Blutdruck gemessen und registriert wurde, eingebunden. In die linke Vena jugularis wurde ein Kunststoffkatheter eingebunden,
über den, von der Eröffnung des Thorax an, mittels einer Kolben-

pumpe Blutersatzlösung (Macrodex[+]) infundiert wurde (im allgemeinen 0,375 ml/h). In die Trachea wurde eine Glaskanüle (eigener Herstellung eingebunden. Sie wurde zur Beatmung an eine Membran-Luftpumpe angeschlossen. Die Herzfrequenz wurde ausgezählt aus schnellen Phasen der Blutdruckregistrierung. Zur Messung des Sauerstoffdrucks im Myokard wurde der Brustkorb in der Medianlinie eröffnet.

2. Versuche mit Hunden

Die Versuchstiere waren meist Bastardhunde, in einer Serie auch reinrassige Beagle-Hunde beiderlei Geschlechts. Zur Narkose wurde Pentobarbital (30 mg/kg Körpergewicht) intraperitoneal oder intravenös gegeben. Die Tiertemperatur wurde über eine Warmwasserheizung eigener Herstellung auf 37 $\pm$ 1° C eingestellt, die Temperatur auf einem oral eingeführten Quecksilberthermometer regelmäßig abgelesen. Der Blutdruck wurde über einen Katheter in der Aorta abdominalis registriert. Über einen Femoraliskatheter wurde, von der Eröffnung des Thorax an, Blutersatzlösung infundiert (im allgemeinen 1,3 ml/min). In die Trachea wurde eine Glaskanüle eingebunden, an die ein gläserner Vierweghahn (eigener Herstellung) angeschlossen war. Dieser war mit zwei Starling-Pumpen verbunden. Durch diese Vorrichtung war es möglich, ohne Vergrößerung des physiologischen Atemtotraums von einem Atemgas auf das andere umzuschalten. Die endexspiratorische CO_2-Konzentration wurde intermittierend mit einem Gasanalysator gemessen. Der Thorax wurde je nach experimenteller Fragestellung linksseitig oder median eröffnet.

In einer Versuchsserie über das Verhalten von Sauerstoffdruck und Durchblutung bei Koronardrosselung wurde in Zusammenarbeit mit Benzing (4) die regionale Durchblutung des Myokards mit Wärmeleitsonden gemessen. Das Meßprinzip ist folgendes: Zwei Thermistoren werden in das Myokard eingestochen. Der eine wird mit einem konstanten elektrischen Strom beheizt, so daß er ungefähr 1° C wärmer ist als der andere. Der Abtransport der Wärme von der geheizten Sonde und damit deren Temperatur hängt (außer von der - konstanten - Wärmeleitung) von der Stärke der Durchblutung in dieser Gewebsregion ab. Je größer z.B. die Durchblutung ist, desto geringer ist die Temperaturdifferenz zwischen beiden Sonden.

Für die kontinuierliche qualitative Messung wurde folgende Beziehung verwendet:

$$K = \frac{k \cdot I^2}{u}$$

K: Wärmeleitung [cal $\cdot$ cm^{-1} $\cdot$ sec^{-1} $\cdot$ °C^{-1}]
k: Konstante des Thermistors
I: Heizstrom [Ampère]
u: Temperaturdifferenz zwischen beiden Sonden

[+]Wir danken der Firma Knoll, Ludwigshafen hiermit dafür, daß sie uns diese Infusionslösung kostenlos zur Verfügung gestellt hat.

Diese Methodik ist beschrieben von Golenhofen et al. Die Durchblutung konnte intermittierend auch quantitativ mit dem Verfahren der Wärme-Clearance bestimmt werden (4).

Die räumliche Auslösung der Messung beträgt ungefähr 100 mm^3. Die Messung wird im folgenden als regionale Durchblutungsmessung bezeichnet. Die Einstellzeit der Sonden betrug 0,75 Sekunden für 95 % des Endwertes. Beide Sonden wurden in einer Tiefe von 3 - 5 mm im Myokard mittels Haltefäden fixiert. Die eine lag möglichst im Mittelpunkt des Versorgungsgebiets der gedrosselten Arterie, die andere im normal durchbluteten Myokard.

Der Spitzendurchmesser der Elektroden variierte in dieser Versuchsserie zwischen 100 und 300 µm. Die Drosselung, im allgemeinen des Ramus intraventricularis anterior descendens der linken Koronararterie, wurde mit luft- oder flüssigkeitsgefüllten Manschetten eigener Herstellung (3) durchgeführt.

In einer Versuchsserie über das Verhalten von Sauerstoffdruck und Durchblutung im Myokard bei Änderung von Herzfrequenz oder arteriellem Sauerstoffgehalt des Herzens wurde in Zusammenarbeit mit Schuster (49) die Durchblutung des Ramus descendens mit einem elektromagnetischen Flußmesser gemessen. Am Ende eines Versuchs wurde der Versorgungsbezirk dieser Arterie in der von Raff et al. angegebenen Weise bestimmt. Die Arterie wurde an der Meßstelle unterbunden und eine Farbstofflösung peripher von der Unterbindungsstelle injiziert. Der angefärbte Myokardbezirk wurde ausgeschnitten und gewogen. Die Durchblutung wurde auf 100 g Feuchtgewicht umgerechnet. In einigen Fällen, wo die Gewebemenge nicht bestimmt wurde, wird nur die Durchblutung der Arterie pro Zeiteinheit angegeben.

Die Herzfrequenz wurde durch Kühlung des Sinusknotens variiert. Zu diesem Zweck wurde ein Metallrohr, das zu einer halbrunden, zweizinkigen Gabel gebogen und mit kleinen Ösen versehen war (eigene Herstellung), in der Furche zwischen rechtem Herzohr und Vena cava cranialis auf den Sinusknoten aufgenäht, so daß es reitend in der Furche saß. Krayer hat Versuche beschrieben, wo der Sinus ebenfalls mit einem gebogenen U-förmigen Metallrohr gekühlt wurde. Allerdings wurde das Rohr mit der Kuppe an den Sinus "angelegt". Zur Kühlung wurde das Rohr in unseren Versuchen mit Methanol perfundiert, das in einem Thermostaten auf Temperaturen zwischen -10 und -20° abgekühlt wurde. Die Herzfrequenz wurde mit einem Frequenzmeßgerät gemessen, das ein Eingangssignal von der Blutdruckmeßbrücke erhielt. Im Abschnitt III.B.2.b. wird eine Versuchsserie mit Kaninchen erwähnt. Diese Versuche wurden in gleicher Weise wie die mit Hunden durchgeführt.

Die in dieser Arbeit beschriebenen Experimente stammen aus verschiedenen Versuchsserien aus dem Zeitraum von 1972 bis 1977. Alle Abbildungen von Versuchsausschnitten sind Originalregistrierungen

3. Verzeichnis der verwendeten Meßgeräte

Die Geräte werden in der Reihenfolge aufgeführt, in der sie im Text erwähnt wurden.

Nr.	Gerät	Herstellerfirma
1	Polarisationsspannungsgeber	Eschweiler
2	Nanoampèremeter, Typ N 23/2	Knick, Berlin-West
3	6-Kanal-Papierschreiber Typ Brush 480	Gould Inc., Cleveland Ohio USA
4	Heizthermostaten: NB 22; FS	Haake, Karlsruhe, BRD
5	Sekundenthermometer Typ Thermovit 4400	Atmos, Lenzkirch/Schwarzwald BRD
6	Druckaufnehmer Typ P 23 Db	Statham-Instruments Inc. Oxnard, California, USA
7	Blutdruckmeßgerät Typ SP 1400	Statham-Instruments Inc. Oxnard, California, USA
8	Infusionspumpe Typ Unita 1	Braun, Melsungen, BRD
9	Beatmungspumpe nach Schuler, Modell 2	Braun, Melsungen, BRD
10	Beatmungspumpe nach Starling	Braun, Melsungen, BRD
11	Infrarot-Gasanalysator Typ URAS 4	Hartmann und Braun, Frankfurt/M, BRD
12	Strömungsaufnehmer Typ LX	Hellige, Freiburg, Br., BRD
13	Blutströmungsmesser nach System Hillers	Hellige, Freiburg, Br., BRD
14	Kühlthermostat Typ KT 30 S	Colora, Lorch, Württ., BRD
15	Frequenzmesser Programm 19	Hellige, Freiburg, Br., BRD

III. ERGEBNISSE

A. Die Verteilung des Sauerstoffdrucks im Myokard

Das Hauptthema dieser Arbeit ist, wie in der Einleitung schon gesagt, das Verhalten des Sauerstoffdrucks im Myokard bei experimenteller Beeinflussung seiner wichtigsten Parameter. Dabei wird zwangsläufig die Frage auftreten, welche Sauerstoffdrucke im Myokard normalerweise zu erwarten sind.

Wenn man sich die Sauerstoffabgabe aus einer Kapillare in das umgebende Gewebe schematisch vorstellt, dann sieht es auf den ersten Blick so aus, als ob alle Sauerstoffdrucke zwischen dem arteriellen und dem venösen Wert ungefähr gleich häufig zu erwarten wären. Man muß allerdings bedenken, daß der Druckabfall längs einer Kapillare nicht gleichmäßig, sondern zuerst steiler und dann flacher verläuft (bedingt durch die Charakteristik der Entsättigung des Hämoglobins). Auch verläuft der Druckabfall aus der Kapillare ins Gewebe, also quer zum Gefäß, nicht linear, sondern wiederum zuerst steiler, dann flacher (bedingt durch die physikalischen Gesetzmäßigkeiten der Diffusion). Daher sind insgesamt mehr niedere als hohe Werte des Sauerstoffdrucks im Gewebe (fast aller Organe) zu erwarten.

Man kann eine solche Verteilung des Sauerstoffdrucks in einem
Organ messen, indem man viele (z.B. 100) möglichst gleichmäßig
verteilte Einzelmessungen, z.B. mit Platin-Nadel-Elektroden,
im Gewebe des Organs durchführt. Man weiß zwar dabei nicht, an
welcher Stelle im Gewebe man sich bei der Messung befindet. Man
kann aber davon ausgehen, daß bei ausreichend vielen zufällig
verteilten Meßpunkten die PO_2-Verteilung in der Mikrostruktur
des Gewebes statistisch richtig erfaßt wird.

Am Herzen sind in den letzten zehn Jahren von mehreren Arbeitsgruppen PO_2-Verteilungen gemessen worden (Übersicht s. z.B.
Lösse). Wir haben in den letzten Jahren bei der Bearbeitung
anderer Fragen auch neue Histogrammwerte gewonnen. Da diese Ergebnisse von unseren früheren abweichen, sollen sie hier etwas
genauer dargestellt werden.

Die von uns in neueren Versuchsserien gemessenen PO_2-Histogramme
im Myokard von Ratte und Hund sind in **Abb. 5** gemeinsam dargestellt. Die beiden Histogramme unterscheiden sich nicht wesentlich voneinander. Es treten alle überhaupt möglichen PO_2-Werte
vom arteriellen abwärts bis Null auf. Die Werte sind über diesen
Bereich nicht gleichmäßig verteilt, sondern zeigen eine ausgesprochene Häufung im Bereich der niederen Werte mit einem Maximum in der Klasse 10 - 20 mm Hg. 11 % (Hund) bzw. 17 % (Ratte)
der Werte liegen im Bereich 0 - 10 mm Hg. Das früher von uns
publizierte Histogramm (28) hatte sein Maximum zwischen 0 und 5
mm Hg. Die Abweichung des jetzigen Histogramms beruht auf einem
inzwischen von uns neu entwickelten Verfahren der Testung und
Auswahl der PO_2-Werte. Ursprünglich erstellten wir unsere Histogramme mit den PO_2-Werten, die sich nach dem Einstich ins Myokard in den folgenden Minuten spontan einstellten. Später beobachteten wir, daß ein gewisser Teil dieser "primären" PO_2-Werte sich nach Testung (d.h. vorübergehender Gabe von Sauerstoff oder Carbogen, vergl. S. 4) auf einen neuen "sekundären"
Wert einstellte. Dieser Wert lag meist höher, selten tiefer als
der primäre und blieb dann auch nach erneuter vorübergehender
Auslenkung ungefähr gleich. Besonders interessant sind die Fälle, wo der "primäre" Wert im Bereich von 0 liegt (ca. 30 % aller
Werte). Ein Teil dieser Werte reagiert auf Teste überhaupt
nicht. Bei einem anderen Teil setzt die Reaktion auf das Testgas mit sehr großer Verzögerung und ganz allmählich ein. Ein
solcher Fall ist in **Abb. 6** gezeigt. Dargestellt ist das Verhalten des PO_2 direkt nach dem Einstich. Nach Beginn der O_2-Atmung
verharrt der PO_2 ca. 70 Sekunden lang auf dem Wert Null (die
übliche Reaktionszeit beträgt 10 Sekunden). Dann erfolgt ein
ganz allmählicher PO_2-Anstieg, der sich über sechs Minuten hinzieht. Nach Zurückschalten auf Luft reagiert der PO_2 mit normaler Geschwindigkeit und stellt sich auf ein neues, gegenüber
dem Vorwert erhöhtes, Niveau ein. Die folgende Reaktion mit Carbogen zeigt den üblichen Verlauf (s.S. 18), und es stellt sich
danach der Vorwert ungefähr wieder ein.

Wir interpretieren diesen Befund folgendermaßen: Bei den "testresistenten" Primärwerten (ca. 12 % der Fälle) liegt eine irreversible Schädigung der Mikrozirkulation vor. Diese Messungen
wurden verworfen. Bei den Werten mit stark verzögerter Testreaktion liegt eine reversible Beeinträchtigung vor. Durch Sauerstoff oder Carbogen wird die lokale Mikrozirkulation in einer
Weise beeinflußt, die eine Wiederdurchblutung bewirkt. Für das
Histogramm wurden nun grundsätzlich erst die Werte, die sich

nach Testung mit O_2 oder Carbogen oder beidem einstellten, verwendet. Die Gesamtheit der PO_2-Werte verändert sich bei dieser modifizierten Auswertung gegenüber der ursprünglichen zahlenmäßig in folgender Weise: 43 % der Werte gehen auf den Ausgangswert zurück; 35 % erhöhen sich; 10 % werden niedriger; 12 % bleiben, wie gesagt, ohne Reaktion und werden verworfen. Wir nehmen an, daß das mit dieser "dynamischen" Auswertung erstellte Histogramm den tatsächlichen Verhältnissen im Myokard näherkommt als das ursprünglich publizierte.

Die Form des Histogramms entspricht nicht ganz unseren auf S. 9 formulierten theoretischen Erwartungen. Es treten zwar, wie gefordert, alle Werte zwischen dem arteriellen PO_2 (ca. 90 mm Hg) und dem venösen PO_2 (ca. 20 mm Hg) auf, und auch die Häufung bei den niederen Werten liegt vor. Wir haben diese Häufung aber nicht unter, sondern über dem venösen PO_2 erwartet. Außerdem bestehen überraschend viele Werte im Bereich von 0 - 10 mm Hg.

Weil dieser Punkt besonders problematisch erscheint, wollen wir darauf zuerst eingehen. Chance et al. und Starlinger und Lübbers haben nachgewiesen, daß der sogenannte kritische Sauerstoffdruck der intrazellulären Enzyme der Atmungskette weit unter 1 mm Hg liegt. Das bedeutet, daß die im Gewebe bestehenden Sauerstoffdrucke praktisch vollständig für den Transport des Sauerstoffs durch Diffusion zur Verfügung stehen. So ist es erklärlich, daß im Gewebe stellenweise PO_2-Werte um 0 mm Hg auftreten. Dies ist, wie wir bald sehen werden (s. S. 12), in allen Organen der Fall. Als zweites Problem bleibt die Erklärung der zahlreichen Werte unter dem organvenösen Sauerstoffdruck. Der koronarvenöse PO_2 ist bei der Ratte nicht ohne weiteres meßbar. Bei den Hunden wurde er in diesen Versuchen nicht bestimmt. In einer früheren Versuchsserie mit Hunden betrug er bei gleichen Versuchsbedingungen im Mittel 18 mm Hg (29). Wenn wir diesen Wert auch für das jetzige Histogramm annehmen und von einem mittleren PO_2 von 5 mm Hg in der untersten PO_2-Klasse ausgehen, dann beträgt die PO_2-Differenz zum venösen PO_2 ca. 13 mm Hg.

Wenn man von dem schematischen Bild ausgeht, daß die Kapillaren im Myokard annähernd gleich stark durchblutet sind und ungefähr gleich viel Sauerstoff ins Gewebe abgeben, dann können im Gewebe Sauerstoffdruckwerte unter dem organvenösen PO_2 nur in der Gewebsregion auftreten, die vom letzten venösen Teil der Kapillare versorgt wird. Da die mittlere Kapillardistanz im Warmblütermyokard klein ist (51), ist hier ein PO_2-Abfall von 2 - 3 Torr zu erwarten. Tiefere Werte dürften im Histogramm nicht auftreten.

Die Tatsache, daß in Wirklichkeit zahlreiche tiefere Werte gemessen werden, kann verschiedene Ursachen haben. 1. Unregelmäßigkeiten des Kapillarmusters mit einem bestimmten Anteil größerer Kapillarabstände. 2. Die Kapillaren sind verschieden stark durchblutet. Aus den weniger durchbluteten wird relativ mehr Sauerstoff entnommen. Der PO_2 kann hier unter den organvenösen sinken, der sich ja aus der Mischung des Blutes aller Kapillaren ergibt. 3. Es diffundiert Sauerstoff aus arteriellen Kapillarteilen in venöse, deren Sauerstoffdruck dadurch über den Durchschnitt ansteigt. In der Kapillare, der der Sauerstoff entzogen wurde, sinkt der PO_2 dagegen abnorm tief ab.

Punkt 2 und 3 haben den gleichen Effekt: Sauerstoff wird auf Wegen transportiert, auf denen er nicht in dem Ausmaß vom Gewebe verbraucht wird, wie es im Durchschnitt im gesamten Kapillarsystem der Fall ist, d.h. es besteht ein Sauerstoff-Shunt. Die Ursache für diesen Shunt ist bei Punkt 2 eine Inhomogenität der Durchblutung (vaskulärer Shunt). Punkt 3 beruht auf einer Eigenschaft des Kapillarmusters, die man allgemein so ausdrücken kann: Die arteriellen und venösen Bereiche des mikrovaskulären Systems sind nicht so weit durch O_2 verbrauchende Zellen getrennt, daß ein O_2-Diffusionsverlust verhindert wird (diffusiver Shunt).

Ob und in welchem Ausmaß diese drei (oder noch weitere unbekannte) Punkte beim Sauerstoff-Shunt im Myokard von Bedeutung sind, ist schwer zu sagen. Größere Abweichungen der mittleren Kapillardistanz sind nach den morphologischen Aussagen selten. Eine Inhomogenität der Mikrodurchblutung erscheint bei einem so homogenen Organ wie dem Herzen auf den ersten Blick unwahrscheinlich. Wir werden allerdings im Verlauf dieser Arbeit noch mehrmals auf Befunde stoßen, die auf eine gewisse Inhomogenität hinweisen. Ein Diffusions-Shunt ist bei der engen Kapillarisierung des Myokards nach Befunden von Grunewald (1977) nicht nur möglich, sondern in gewissem Maß unvermeidlich (17).

Neuere Untersuchungen der PO_2-Verteilung im Myokard liegen vor von Grunewald und Lübbers und von Laarse und Freud (16,24). Grunewald und Lübbers untersuchten mit einer neu entwickelten Mikro-kryo-photometrischen Methode die intrakapilläre PO_2-Verteilung im Kaninchenmyokard. Sie finden ein Maximum im Bereich von 20 - 30 mm Hg. Bei einem koronarvenösen Sauerstoffdruck von 25 mm Hg. Dieser Befund ist insofern besonders interessant, als hier das Maximum des Gewebe-PO_2 des Organs nicht unter, sondern in oder über dem Bereich des organvenösen PO_2 liegt (s. später). Laarse und Freud fanden im Hundemyokard, gemessen mit einer 10-fach-Stichelektrode ein PO_2-Histogramm mit zwei Maxima im Bereich von 0 - 10 und von 40 - 50 mm Hg. Die Autoren gehen auf diesen Befund nicht näher ein (24).

Die Lage des Maximums des Gewebe-PO_2 unter dem organvenösen Wert ist bei anderen Organen noch viel auffälliger als beim Herzen. Merkwürdigerweise liegt bei Gehirn, Leber, Niere und Skelettmuskeln das PO_2-Maximum einheitlich im Bereich zwischen 20 und 30 mm Hg, obwohl diese Organe eine völlig verschiedene arteriovenöse Sauerstoffdifferenz haben (41). Lübbers (1974) nimmt an, daß diese gleiche Lage des mittleren Gewebs-PO_2 in den Organen "darauf beruht, daß Sauerstoffversorgung und -verbrauch in ähnlicher Weise aufeinander abgestimmt sind" (34).

Um die etwas abstrakte Aussage des Myokard-PO_2-Histogramms anschaulicher zu machen, wurden in Abb. 7 die PO_2-Werte der Verteilung einem mikroskopischen Myokardausschnitt (nach Fabel) zugeordnet (11). Auf der unteren Bildhälfte ist der Myokardausschnitt schematisiert dargestellt. Die in diesem Ausschnitt bestehenden Sauerstoffdrucke wurden als Höhenwerte in das Relief der oberen Bildhälfte eingezeichnet. Dieses Relief ist nur eine Momentaufnahme in dem räumlichen Sauerstofffluß, der jedes lebende Gewebe dauernd durchsetzt. Man muß sich also vorstellen, daß sich dieses Relief durch das Spiel seiner Variablen (s. Einleitung S. 1) in dauernder Oszillation befindet.

B. Das Verhalten des Sauerstoffdrucks im Myokard bei Änderung von Herzarbeit, Koronardurchblutung und arteriellem Sauerstoffgehalt

1. Änderung der Herzarbeit

a. Experimentelle Maßnahmen zur Änderung der Herzarbeit

In Abschnitt 1 wird dargestellt, wie sich der intramyokardiale Sauerstoffdruck (i.m. PO_2) verhält, wenn die Herzarbeit und damit der Sauerstoffverbrauch des Myokards geändert wird. Die Herzarbeit wurde auf verschiedene Weise modifiziert. Bei Versuchen am Hund wurde die Herzfrequenz variiert. Sie wurde nicht, wie meist üblich, durch elektrische Reizung des Sinusknotens verstellt, da hierbei Störungen der polarographischen PO_2-Messung auftreten können, sondern durch Änderung der Temperatur des Sinusknotens. Da die geringe Erwärmung, die beim Sinusknoten ohne Schädigung möglich ist, nur kleine Frequenzsteigerungen hervorruft, wurde der Sinusknoten gekühlt (Methodik s. S. 8). Die Herzfrequenz wurde also gesenkt. In einer anderen Versuchsserie am Hund wurde die Herzfrequenz durch elektrische Reizung des Nervus vagus im Halsbereich herabgesetzt. Dabei wurde versucht, die oben erwähnte Gefahr der elektrischen Beeinflussung der PO_2-Messung so gut wie möglich auszuschließen. Zum einen wurde der elektrische Reiz durch eine spezielle Geräteeinheit von Erdeinflüssen isoliert. Zum anderen wurde die Wirkung von Kontrollreizen auf andere Gewebestellen auf die PO_2-Messung getestet.

Gesteigert wurde die Herzarbeit im wesentlichen durch Erhöhung der Druckarbeit des Herzens. Bei Ratten wurde durch rasche Infusion von Blutersatzlösung (10 - 20 % des Blutvolumens des Tieres) eine Volumenbelastung des Herzens durchgeführt. Sie führte zu einer Erhöhung des arteriellen Blutdrucks. Bei Ratten und Hunden wurde der Blutdruck durch Gabe von Adrenalin gesteigert.

Wir werden in den folgenden Abschnitten häufig aus dem Verhalten des intramyokardialen PO_2 bei Änderung der einen Variablen - O_2-Verbrauch - auf das Verhalten der anderen - Durchblutung - Schlüsse ziehen. Das wird nicht immer ganz einfach sein. Aus folgendem Grund: Es ist beim Herzen, wie bei fast allen Organen oder biologischen Systemen im allgemeinen nicht möglich, eine Variable zu ändern, ohne eine (oder mehrere) andere gleichzeitig zu beeinflussen. So läßt sich der Sauerstoffverbrauch des Myokards nur über die Herzarbeit ändern, und eine Änderung der Herztätigkeit beeinflußt im allgemeinen auch die Durchblutung. Zum Beispiel wirkt sich jede Änderung des Blutdrucks im arteriellen System und in geringerem Maß auch jede Änderung der Herzfrequenz (26), auf die Koronardurchblutung aus. Diese Wirkungen werden in den betreffenden Abschnitten besprochen.

b. Senkung der Herzfrequenz

α. Kühlung des Sinusknotens

An sechs Hunden wurden 15 mal vorübergehende Kühlungen des Sinusknotens durchgeführt. Registriert wurden, außer Blutdruck und intramyokardialem Sauerstoffdruck, die Herzfrequenz und - bei sieben Hunden - die arterielle Koronardurchblutung. Die Temperatur des Methanols im Kühlthermostaten lag im Bereich von -10 bis -20° C. Damit konnte die Herzfrequenz innerhalb von ca. einer Minute auf ungefähr die Hälfte des Ausgangswertes gesenkt werden. Es ergab sich kein Anhalt, daß diese tiefen Temperaturen dem Reizbildungssystem schaden. <u>Abb. 8</u> zeigt ein Experiment mit charakteristischem Verlauf. Der Sinusknoten wurde für fünf Minuten gekühlt. Im letzten Drittel dieser Phase wurde die Atmung auf Carbogen umgeschaltet, um den PO_2-Verlauf unter diesen veränderten Versuchsbedingungen zu testen. Die Herzfrequenz - unterste Spur - sinkt innerhalb von ca. eineinhalb Minuten Kühlzeit von ca. 170 S/Min auf etwa 80 S/Min ab. Der Blutdruck sinkt nach Beginn der Kühlung etwas ab und steigt dann allmählich wieder an, wobei seine Amplitude zunimmt. Die Koronardurchblutung ist bereits nach ca. 20 Sekunden auf ungefähr die Hälfte des Ausgangswerts abgefallen. Der lokale Sauerstoffdruck im Gewebe liegt vor der Kühlung im Bereich von 20 - 25 mm Hg. Er bleibt während des Abfalls der Herzfrequenz konstant. Nach Umschaltung der Beatmung von Luft auf Carbogen steigt er auf ca. 35 mm Hg an.

Bei 15 Experimenten mit Frequenzsenkung blieb der Myokard-PO_2 in 13 Fällen konstant, in zwei Fällen stieg er geringfügig an. Diese Fälle sind insofern interessant, als der PO_2 im Gewebe ausschließlich durch Änderung eines mechanischen Parameters ansteigt. Wir zeigen daher in <u>Abb. 9</u> ein solches Experiment. Die Herzfrequenz fällt während der Kühlung von ca. 190 auf ca. 100 S/Min ab. Die Koronardurchblutung zeigt eine Tendenz zum Abfall. Der i.m. PO_2 steigt von ca. 30 auf ca. 40 mm Hg. Nach Ende der Kühlung steigt - außer der Herzfrequenz - der Blutdruck und - evtl. dadurch bedingt - auch die Koronardurchblutung vorübergehend an. Der PO_2 bleibt auf seinem erhöhten Niveau.

Wir haben im vorigen Abschnitt schon erwähnt, daß eine Frequenzänderung die Koronardurchblutung beeinflußt. Eine Frequenzabnahme reduziert den (extravasalen) Koronarwiderstand, weil die Diastolendauer relativ zunimmt. Die Frequenzsenkung fördert also die Koronardurchblutung (26,36). Dieser Effekt muß bei den von uns beobachteten Durchblutungsabnahmen zusätzlich kompensiert werden.

Die Versuche mit Sinuskühlung ergeben folgendes. Bei Senkung des myokardialen O_2-Verbrauchs (durch Senkung der Herzfrequenz) bleibt der PO_2 im Myokard im allgemeinen konstant. (Die arterielle Koronardurchblutung nimmt meist ab). Auch in der initialen Phase der Frequenzsenkung zeigt der PO_2 keine Schwankungen, die z.B. als auslösende Ursache für eine Reaktion der Durchblutung in Frage kommen könnten. Es ist nicht auszuschließen, daß (in dieser initialen Phase) PO_2-Änderungen auftreten, die so rasch und gering sind, daß sie von unseren PO_2-Elektroden nicht erfaßt werden können. Diese Änderungen müßten sich dann in wenigen Sekunden und in einem PO_2-Bereich, der kleiner als ± 3 mm Hg ist, abspielen.

β. Elektrische Reizung des Nervus vagus

In dieser Versuchsserie wurde das Verhalten des Myokard-PO_2 bei Vagusreizung an 11 Hunden untersucht. Es werden hier zwei typische Fälle von kürzeren Vagusreizungen mit Reizdauern von 4 - 6 Sekunden gezeigt.

In <u>Abb. 10</u> wird der Halsvagus vier Sekunden lang gereizt. Die Herzfrequenz nimmt vorübergehend stark ab. Die Blutdruckamplitude vergrößert sich. Der PO_2 im Myokard ändert sich nicht. Wir gehen davon aus, daß während der verlangsamten Herzfrequenz der Sauerstoffverbrauch im Myokard abnimmt. Der i.m. PO_2 müßte also ansteigen. Da er dies nicht tut, schließen wir, daß die Durchblutung während dieser Phase abnimmt. Ob hier außerdem eine spezifische Vaguswirkung auf das Koronargefäßsystem und/oder den Herzstoffwechsel aufgetreten ist, muß offenbleiben.

Abb. 11 zeigt eine Vagusreizung mit vorübergehendem Herzstillstand. Der Blutdruck fällt zuerst steil, dann flacher ab. Der Myokard-PO_2 bleibt zuerst konstant und fällt dann allmählich ab. - Wir interpretieren diesen Verlauf folgendermaßen: Mit Beginn des Herzstillstands sinkt der Sauerstoffverbrauch im Myokard auf den Ruheumsatz ab. Anfänglich halten sich Verbrauch und Durchblutung die Waage, so daß der PO_2 konstant bleibt. Erst nach 3 - 4 Sekunden überwiegt die Abnahme der Durchblutung, und der PO_2 sinkt ab.

In acht Fällen von Frequenzabnahme durch Vagusreizung (ohne Herzstillstand) blieb der PO_2 konstant oder zeigte nur leichte Schwankungen nach oben oder unten. Erst bei Herzstillstand sank der Myokard-PO_2 ab, bedingt durch den Ruheumsatz des Myokards.

c. Volumenbelastung des Herzens

Neun Ratten wurde innerhalb von einer Minute eine Menge an Macrodex intravenös infundiert, die 10 - 20 % (im Mittel 16 %) des jeweiligen Blutvolumens betrug. Ein solches Experiment zeigt Abb. 12. Nach Beginn der Infusion steigt der Blutdruck und stellt sich auf ein neues Niveau ein. Der i.m. PO_2 zeigt schon vor der Infusion Schwankungen im Bereich von 50 - 60 mm Hg. Nach ca. 20 Sekunden Infusion sinkt er ab in den Bereich von 40 - 50 mm Hg, in dem er auch weiterhin verbleibt. Der PO_2 bleibt also nicht völlig konstant, sondern schwankt in einem gewissen Bereich. - In zwei Drittel der Fälle zeigte der i.m. PO_2 Konstanz oder solche Schwankungen um den Ausgangswert. In den übrigen Fällen wich er stärker nach oben oder unten ab. Die Herzfrequenz änderte sich bei den Infusions-Versuchen nicht.

Wir gehen davon aus, daß hier der O_2-Verbrauch des Myokards durch die erhöhte Druckarbeit zunimmt. Durch die Blutdruckerhöhung wächst aber auch die Durchblutung, so daß dadurch ein Teil des O_2-Mehrbedarfs gedeckt werden kann. Wie groß dieser Teil ist, läßt sich aus unseren Versuchen nicht ersehen. Daß sich die Zunahme von O_2-Verbrauch und Durchblutung gerade kompensieren, ist sehr unwahrscheinlich. Dem widerspricht der vom Blutdruck unabhängige PO_2-Verlauf während der Infusionsphase. - Bei der Beurteilung dieser Experimente muß zusätzlich berücksichtigt werden, daß durch die Infusion einerseits der Hämatokrit, andererseits die Viskosität des Blutes abnimmt. In welchem Ausmaß diese beiden Fakten zu den Schwankungen des i.m. PO_2 beigetragen haben, können wir nicht sagen.

d. Gabe von Adrenalin

Das Verhalten des intramyokardialen Sauerstoffdrucks unter der Wirkung von Adrenalin wurde bei Ratten und Hunden untersucht. Es wurde bei neun Ratten 14 mal Adrenalin in einer Dosierung von 10 γ/kg Körpergewicht intravenös injiziert. In diesen Versuchen wurde der PO_2 häufig mit zwei Elektroden gleichzeitig registriert, so daß insgesamt 22 PO_2-Verläufe vorliegen. Ein

Experiment mit typischem Verlauf zeigt Abb. 13. Der Blutdruck steigt nach der Adrenalininjektion sofort steil an. Er zeigt einen Doppelgipfel, weil in diesem Versuch (und einigen anderen) die bei der ersten Injektion im Venenkatheter verbliebene Adrenalinmenge mit einer zweiten Spritze nachinjiziert wurde. Der Sauerstoffdruck im Gewebe steigt an beiden Meßstellen für ca. eine Minute stark an. In den folgenden Minuten zeigt er flache wellenförmige Schwankungen. Am Ende des Kurvenausschnitts ist er noch deutlich über den Ausgangswert erhöht. Von den 22 PO_2-Verläufen unter Adrenalin bei der Ratte zeigten vier Fünftel einen starken Anstieg (im Mittel um 16 mm Hg), der Rest blieb konstant. Die Herzfrequenz stieg bei diesen Versuchen nur unwesentlich an.

In den Experimenten mit Hunden wurde Adrenalin bei fünf Tieren insgesamt 24 mal gegeben in Dosierungen von 0,5 - 2 γ/kg Körpergewicht. Registriert wurde (außer Blutdruck und i.m. PO_2) die Koronardurchblutung und (in zwei Drittel der Fälle) die Herzfrequenz. Der i.m. PO_2 verhielt sich bei den Hunden unter Adrenalin nicht einheitlich. Eine häufige Form des Verlaufs ist in Abb. 14 dargestellt. Adrenalin wurde hier dreimal hintereinander in Dosen von 0,5, 1,0 und 2,0 γ/kg Körpergewicht gegeben. Die Reaktionen von Blutdruck, Koronardurchblutung und PO_2 zeigen eine fast lineare Abhängigkeit von der Adrenalindosis. Während Blutdruck und Koronardurchblutung ansteigen, verhält sich der PO_2 ungefähr spiegelbildlich.

Von 24 PO_2-Verläufen unter Adrenalin beim Hund zeigten zehn einen starken PO_2-Abfall (um im Mittel 19 mm Hg), zehn Fälle einen geringen PO_2-Anstieg (im Mittel 6 mm Hg), fünf Fälle Konstanz oder geringe Schwankungen. Die Frequenz änderte sich in den Versuchen, wo sie gemessen wurde, nicht wesentlich.

Betrachtet man die Wirkung von Adrenalin auf den i.m. PO_2 bei Ratten und Hunden gemeinsam, so fällt auf, daß er sich bei beiden Tierarten in ca. vier Fünftel der Fälle erheblich ändert, allerdings in unterschiedlicher Weise. Bei den Ratten steigt er stark an. Bei den Hunden steigt er nur in zwei Fünftel der Fälle etwas an, in ebenso vielen Fällen fällt er stark ab. Unter Adrenalin wächst durch die meist sehr große Blutdrucksteigerung der Sauerstoffverbrauch im Myokard stark an. Es ist möglich, daß noch eine spezifische stoffwechselsteigernde Wirkung des Adrenalins dazukommt. Ebenso offen ist die Frage einer Adrenalinwirkung auf das Gefäßsystem. Bei den Ratten resultiert als Gesamtwirkung in den meisten Fällen ein vorübergehender PO_2-Überschuß im Gewebe. Bei den Hunden dagegen in über einem Drittel der Fälle eine vorübergehende Hypoxie.

2. Änderung des arteriellen Sauerstoffgehalts

a. Experimentelle Maßnahmen zur Änderung des arteriellen O_2-Gehalts

In den Versuchen dieses Abschnitts wird das arterielle O_2-Angebot an das Myokard sowohl erhöht, als auch erniedrigt. Erhöht wird es durch Beatmung mit reinem Sauerstoff oder 95 % Sauerstoff plus 5 % CO_2 (Carbogen), erniedrigt durch Beatmung mit 10 % O_2 plus 90 % N_2.

Die Einordnung der Versuche mit Carbogen macht Schwierigkeiten. In seiner physiologischen Wirkung ist Carbogen ein Zwitter. Der Sauerstoff wirkt - wie wir gleich sehen werden - konstringierend, das CO_2 dilatierend auf die Gefäße. Da bei Carbogen insgesamt die konstringierende Wirkung etwas überwiegt, hielten wir es für richtiger, Carbogen nicht unter die Koronardilatatoren, sondern hier einzuordnen.

b. Beatmung mit Sauerstoff

Abb. 15 zeigt die Wirkung einer vorübergehenden Beatmung mit Sauerstoff beim Kaninchen (27) auf den PO_2 in der Aorta (gemessen mit einer Platin-Katheter-Elektrode (33) und im Myokard. Der PO_2 steigt in der Aorta auf einen Wert von ca. 560 mm Hg, von dem er noch während der Sauerstoffbeatmung etwas absinkt. Der Gewebe-PO_2 steigt plateauförmig auf ca. das Doppelte des Ausgangswerts an.

Es wurde an 12 Kaninchen je ein Test durchgeführt. Der Myokard-PO_2 stieg in 70 % der Fälle an. In den übrigen Fällen schwankte er um den Ausgangswert.
Bei 46 Sauerstoffgaben an 14 Ratten stieg der PO_2 in 80 % der Fälle an und blieb in den restlichen Fällen unverändert.
Bei 24 Hunden wurden 61 O_2-Teste gemacht. Hier erfolgt in 73 % ein PO_2-Anstieg, in 19 % PO_2-Konstanz und in 8 % der Fälle ein Abfall.

Abb. 16 zeigt einen O_2-Test beim Hund, bei dem auch die Koronardurchblutung gemessen wurde. Sie nimmt während der Sauerstoffbeatmung gering aber deutlich ab.

Schon die Tatsache, daß der PO_2 im Gewebe bei Sauerstoffatmung konstant bleiben oder sogar abnehmen kann, zeigt, daß in diesen Fällen eine Abnahme der Durchblutung einsetzen muß. Beim Hund wurde bei 11 O_2-Gaben die Koronardurchblutung gemessen. Sie nahm in neun Fällen um ca. ein Drittel ab. Dennoch stieg in einem Teil dieser Fälle der Gewebe-PO_2 an. Anscheinend löst die Sauerstoffgabe einen Mechanismus aus, der der Überflutung des Gewebes mit Sauerstoff entgegenzuwirken sucht. In den meisten Fällen ist dieser Mechanismus nicht wirksam genug, um den Sauerstoff im Myokard konstant zu halten. Bei allen drei Tierarten steigt der Myokard-PO_2 in ca. drei Viertel der Fälle wesentlich über den Ausgangswert an.

Eine Beziehung zwischen der Höhe des Ausgangswerts und dem Ausmaß des PO_2-Anstiegs unter O_2-Atmung fanden wir nicht. Sie ist an und für sich zu erwarten. Das Ausmaß des lokalen PO_2-Anstiegs müßte - sieht man von evtl. Änderungen der Durchblutung und des Sauerstoffverbrauchs einmal ab - vor allem beeinflußt werden durch die Form der Sauerstoffbindungskurve im Blut. Durch die Sättigung mit reinem Sauerstoff ist der PO_2 des arteriellen Blutes sehr hoch (600 - 700 mm Hg, s. z.B. Abb. 15). Die im Bereich von 100 mm Hg an aufwärts nur physikalisch gelöste O_2-Menge im Blut ist sehr klein und wird als erste von den Zellen veratmet, also wohl vor allen Dingen im Bereich der Arteriolen und Präkapillaren. Der PO_2-Abfall ist hier extrem steil. Er wird dann immer flacher, da die an das Hämoglobin gebundene Sauerstoffmenge entsprechend der Bindungskurve immer größer wird. Bei Sauerstoffatmung sind daher also im arteriellen Bereich des Gewebes sehr hohe, in den übrigen Teilen nur geringe

Anstiege des lokalen PO_2 zu erwarten. Vielleicht finden wir diese Beziehung zwischen Ausgangs-PO_2 und PO_2-Anstieg deshalb nicht wieder, weil durch die Dicke der Elektrodenspitzen die mikrovaskuläre Feinstruktur nur noch sehr vergröbert erfaßt wird. Das könnte auch erklären, warum wir bei O_2- (oder Carbogen-) Atmung PO_2-Werte über 100 mm Hg extrem selten finden. Es muß hier noch erwähnt werden, daß der O_2-Überschuß im Gewebe auch die Zellatmung und damit den Sauerstoffverbrauch des Myokards beeinflussen könnte. Hierüber ist nichts bekannt.

c. Beatmung mit Carbogen

Die Gabe von Carbogen als Testgas für die PO_2-Messung hat sich bei uns von Versuchsserie zu Versuchsserie immer mehr durchgesetzt. Es ist diejenige Gasmischung, die sowohl die häufigsten als auch die größten PO_2-Anstiege im Myokard auslöst. Die methodischen Nachteile sind gering. Es sind folgende: Man muß fünf bis zehn Minuten warten, bis das CO_2 wieder abgeatmet ist; durch die Erhöhung des PCO_2 im Blut können bisweilen spontane Atembewegungen auftreten, die eine empfindliche Messung stören.

Abb. 17 demonstriert einen Carbogentest beim Hund. Außer dem Blutdruck wurde die Herzfrequenz und der intramyokardiale PO_2 an zwei Stellen gemessen. Der Blutdruck zeigt bei Ein- und Ausschalten der Carbogenbeatmung ein kurzes Absinken. Dies kann, als Reaktion einzelner Tiere, auch bei Sauerstoffbeatmung auftreten (vgl. Abb. 4, S. 48). Der PO_2 steigt an beiden Meßstellen im Myokard an, im einen Fall von ca. 0, im anderen von ca. 40 mm Hg auf 50 mm Hg. Die Herzfrequenz nimmt unter Carbogen geringfügig ab.

Insgesamt ergeben die Carbogen-Versuche folgendes: Von 93 Tests bei 36 Ratten zeigten 98 % einen PO_2-Anstieg von im Mittel 44 mm Hg. Von 14 Tests bei acht Hunden zeigten 93 % einen PO_2-Anstieg von im Mittel 48 mm Hg. Bei neun Tests am Hund wurde gleichzeitig die Koronardurchblutung gemessen; sie zeigte in sieben Fällen eine Abnahme von im Mittel 18 %, sonst Konstanz.

Carbogen ist, wie schon gesagt, das stärkste gewebsoxygenierende Agens für das Myokard, das wir bisher gefunden haben. Bemerkenswert ist, daß die Koronardurchblutung dabei (zumindest beim Hund) eher abfällt. Die konstringierende Wirkung des Sauerstoffs scheint die dilatierende des CO_2 (s. S. 17) zu übertreffen.

Die Beziehung zwischen Ausgangs-PO_2 und PO_2-Anstieg wurde bei dem relativ großen Kollektiv von Wertepaaren bei der Ratte mathematisch untersucht. Eine signifikante Korrelation ergab sich nicht (Korrelationskoeffizient 0,32).

d. Beatmung mit 10 % Sauerstoff

In Versuchen an Hunden, die wir gemeinsam mit Benzing (2) durchführten, stellten wir folgendes fest: Bei Beatmung mit 10 % Sauerstoff sank der PO_2 im Myokard und die Durchblutung des Myokards stieg an. Wenn man, nachdem sich dieser neue Zustand eingestellt hat, den koronardilatierenden Stoff Dipyridamol (s. S. 21) injizierte, dann stieg die Durchblutung auf wesentlich höhere Werte an. Das heißt: Wenn man das O_2-Angebot an das Myokard so reduziert, daß der mittlere Sauerstoffdruck im Gewebe stark absinkt, dann nimmt die Durchblutung nicht in dem Maße zu, um dieses Absinken zu kompensieren, in dem dieses möglich wäre.

Da dieses Ergebnis für unsere Frage, wird der PO_2 im Myokard möglichst konstant gehalten, von großer Bedeutung ist, haben wir gemeinsam mit Schuster dieses Phänomen erneut und ausführlicher untersucht (47).

Ehe wir die Versuche beschreiben, soll noch einmal erklärt werden, welche PO_2-Änderungen im Gewebe bei einem Wechsel der Beatmung von Luft auf 10 % Sauerstoff theoretisch zu erwarten sind. Da der Sauerstoffdruck im Beatmungsgas dabei auf die Hälfte absinkt (und die Atemfrequenz konstant bleibt), muß der Sauerstoffdruck (in der Arterie und) im Gewebe überall abnehmen. Auch eine noch so starke Zunahme der Gewebedurchblutung kann diese Abnahme (bei unverändertem Sauerstoffverbrauch) nicht ganz kompensieren. Je mehr die Durchblutung allerdings zunimmt, desto weniger fällt der lokale PO_2 im Myokard ab. Der Betrag des Abfalls hängt davon ab, an welchem Punkt des Gewebes man sich befindet. Um dies zu verstehen, stellt man sich am besten wieder eine durchblutete Kapillare mit ihrem Versorgungsbereich schematisch vor. Der arterielle PO_2 am Beginn dieser Kapillare ist gegeben und kann durch Zunahme der Durchblutung nicht verändert werden. Im Verlauf der Kapillare jedoch wird sich eine Zunahme der Durchblutung immer stärker auswirken, der PO_2 wird zum Kapillarende hin immer mehr zunehmen, verglichen mit einer Kapillare mit ungesteigerter Durchblutung.

Es wurden an acht Hunden 18 Beatmungen mit 10 % O_2, sogenannte Hypoxiezyklen, gemacht. Registriert wurde (außer Blutdruck und i.m. PO_2) die arterielle Koronardurchblutung und die Herzfrequenz. Abb. 18 zeigt den charakteristischen Verlauf eines solchen Zyklus. Der Blutdruck fällt bei Umschaltung auf 10 % O_2 vorübergehend etwas ab, steigt dann allmählich über das Ausgangsniveau an. Der intramyokardiale PO_2 fällt (von ca. 50 mm Hg) ab und stellt sich nach ca. 2 1/2 Minuten auf einen neuen Wert (von ca. 25 mm Hg) ein. Die Durchblutung steigt - ähnlich dem Blutdruck - nach initialem kurzem Absinken in flachem Bogen an und hat nach ca. vier Minuten einen neuen erhöhten Wert erreicht. Die Herzfrequenz nimmt geringfügig zu. - Nach ca. 4 1/2 Minuten wird Persantin (43 γ/kg Körpergewicht) injiziert. Der Blutdruck fällt daraufhin etwas ab. Die Durchblutung steigt stark an und bleibt (für die folgenden zehn Minuten) erhöht. Der PO_2 geht nur vorübergehend etwas nach oben und sinkt dann langsam wieder auf den Wert vor Injektion.

Abb. 19 zeigt ein analoges Experiment. Der erste Teil, die Phase der Hypoxie verläuft praktisch gleich wie im vorigen Fall. Anschließend wird die Beatmung für 20 Sekunden auf Stickstoff umgeschaltet. Der PO_2 fällt dabei ab. Die Koronardurchblutung steigt von ihrem steady-state-Wert bei 10 % O_2-Beatmung vorübergehend auf das Fünf- bis Sechsfache an. Der Blutdruck steigt ebenfalls stark an. Der PO_2 erreicht sein Minimum erst nach Zurückschalten der Beatmung auf Luft und steigt dann steil an, wobei der Ausgangswert vorübergehend überschritten wird. Die reaktive Hyperämie (während und) nach N_2-Beatmung bewirkt auch einen postanoxischen reaktiven "PO_2-Überschuß" (8) im Gewebe.

Bei diesen Versuchen ist es wichtig, bei der Zunahme der Durchblutung zu unterscheiden zwischen der passiven Komponente, bedingt durch den Blutdruckanstieg und der aktiven durch Abnahme des Koronarwiderstandes. Der Koronarwiderstand wurde in diesen beiden Experimenten berechnet durch Division des mittleren arteriellen Blutdrucks durch den (gleichzeitigen) Koronardurchfluß.

In Abb. 18 beträgt der Koronarwiderstand vor Beatmung mit 10 % O_2 4,50 $\frac{mm\ Hg \cdot Min}{ml}$, im steady-state vor Dipyridamolgabe 3,38 $\frac{mm\ Hg \cdot Min}{ml}$. Das heißt, die Koronargefäße haben sich aktiv erweitert, allerdings lange nicht maximal, wie die folgende Reaktion auf Dipyridamol zeigt. Hier sinkt der Koronarwiderstand auf 1,39 $\frac{mm\ Hg \cdot Min}{ml}$ ab. Im Experiment der Abb. 19 sinkt der Koronarwiderstand von 1,04 $\frac{mm\ Hg \cdot Min \cdot 100\ g}{ml}$ direkt vor der N_2-Beatmung auf 0,29 $\frac{mm\ Hg \cdot Min \cdot 100\ g}{ml}$ während der N_2-Beatmung ab. Das heißt, der überwiegende Teil der Durchblutungszunahme und der N_2-Beatmung wird durch aktive Koronardilatation verursacht.

Wir möchten noch hinweisen auf das unterschiedliche Verhalten von arterieller Durchblutung und intramyokardialem Sauerstoffdruck in beiden Beispielen in der letzten Phase des Experiments. Während des Durchblutungsanstieges unter Dipyridamol nimmt auch der PO_2 im Gewebe etwas zu. Er fällt aber wieder ab, obwohl die Durchblutung konstant bleibt. In Abb. 19 steigt der PO_2 nach Wiederbeatmung mit Luft stark an, während die Durchblutung stark abfällt.

Grundsätzlich ist zu erwarten, daß sich Durchblutung und lokaler PO_2 gleichartig verhalten, wenn sich die Atmung nicht ändert. Für eine solche Änderung ist in Abb. 18 kein Anhalt. In Abb. 19 sind die Verhältnisse sehr viel komplizierter, da erstens eine gewisse Sauerstoffschuld im Gewebe abgetragen werden muß und sich zum anderen der Blutdruck stark ändert. Diese Vorgänge werden im Kapitel C.3. bei der Besprechung der Koronardrosselung behandelt werden.

Die hier gezeigten Befunde haben unsere eingangs erwähnten früheren Ergebnisse voll bestätigt: Wird durch Erniedrigung des O_2-Gehaltes in der Atemluft das Sauerstoffangebot an das Myokard gesenkt, dann zeigt die Durchblutung nicht das Bestreben, das dadurch verursachte Absinken des Gewebs-PO_2 so klein wie möglich zu halten. Sie steigt nur auf (im Mittel) ungefähr das Doppelte an, während der Gewebs-PO_2 (im Mittel) auf die Hälfte des Vorwerts absinkt. Die Durchblutungsreserve während Hypoxie wurde in acht von 18 Fällen getestet. Sie betrug im Mittel das Drei- bis Vierfache des während Hypoxie eingestellten Wertes.

Der Ausgangs-PO_2-Wert lag in diesen Versuchen in allen Fällen relativ hoch (im Mittel bei 34 mm Hg). Die niedrigsten Ausgangswerte waren 18 und 19 mm Hg. Auch in diesen Fällen sank der PO_2 unter 10 % O_2-Beatmung auf die Hälfte ab. Ob dieses Absinken auf ungefähr die Hälfte für den gesamten Bereich der Ausgangswerte des PO_2 gilt, könnten wir mangels Experimenten vorläufig nicht entscheiden.

C. Das Verhalten des myokardialen Sauerstoffdrucks bei Gabe von CO_2 und Dipyridamol und bei Drosselung der Koronardurchblutung

1. Experimentelle Maßnahmen zur Änderung der Koronardurchblutung

In diesem Abschnitt wird die Frage untersucht, in welchem Ausmaß und in welcher Weise sich der Myokard-PO_2 verändert, wenn die Durchblutung verändert wird. Die Durchblutung wird einmal

variiert durch chemische und pharmakologische Beeinflussung
(CO_2, Dipyridamol). Zum anderen wird ein Extremfall der Durchblutungsänderung untersucht, die vollständige Unterbrechung.
Analog zu Kapitel A müssen wir hier wieder darauf achten, wie
weit durch Änderung der einen Determinante Durchblutung die
andere O_2-Verbrauch mit beeinflußt wird. Dies kann indirekt
über eine Veränderung der Herzdynamik oder durch direkte Einwirkung auf den O_2-Stoffwechsel geschehen. Die Wirkung von CO_2
und Dipyridamol auf die Herzdynamik ist gering und in den jeweiligen Versuchsbeispielen zu sehen. Eine direkte Wirkung auf
den O_2-Stoffwechsel ist bei diesen Stoffen nicht bekannt. Dagegen verändert sich die Kontraktionstätigkeit im gedrosselten
Myokard sehr stark. Wir werden im entsprechenden Abschnitt
(C.3) darauf eingehen.

2. Beatmung mit Luft plus 5 % CO_2

Abb. 20 zeigt den Verlauf des Sauerstoffdrucks im Myokard der
Ratte bei Beatmung mit Luft plus 5 % CO_2 für eine Minute. Der
PO_2 zeigt einen plateauartigen Anstieg. Der Blutdruck fällt
leicht ab; dieser Fall ist selten; meist steigt er unter CO_2
geringfügig an.

In 47 CO_2-Beatmungen bei Ratten stieg der Gewebs-PO_2 in 93 %
der Fälle (im Mittel um 10 mm Hg) an. Beim Hund erfolgte bei
39 CO_2-Gaben in 72 % der Fälle ein Anstieg (um im Mittel 13 mm
Hg). CO_2 ist unseren bisherigen Befunden nach hinsichtlich der
Anzahl der "positiven Teste" ein sehr potentes gewebsoxygenierendes Agens. In Verbindung mit Sauerstoff als Carbogen erreicht
es auch die größten Beträge an PO_2-Anstieg (vgl. S. 18). Die
koronardilatierende Wirkung des CO_2 wurde in neuerer Zeit mehrfach untersucht (26). Wir haben nur in fünf Fällen von CO_2-
Beatmung die Koronardurchblutung gemessen; dabei stieg sie in
drei Fällen an und blieb in zwei Fällen gleich). Eine Beziehung
zwischen der Höhe des Ausgangs-PO_2 und des PO_2-Anstiegs besteht
auch bei CO_2 nicht.

3. Gabe von Dipyridamol

Dipyridamol wurde insgesamt 15 mal bei 10 Hunden intravenös injiziert (Dosierung im Bereich von 100 - 1000 γ/kg Körpergewicht).
Abb. 21 zeigt ein solches Beispiel. Nach der Injektion von 316 γ/
kg Körpergewicht Dipyridamol fällt der Blutdruck geringfügig ab.
Die Durchblutung steigt stark an und zeigt nach zwei Minuten ein
Maximum, von dem sie dann langsam abfällt (der Ausgangswert wurde
nach ca. 20 Minuten wieder erreicht). Der intramyokardiale PO_2
steigt gering aber deutlich an und bleibt ungefähr ebenso lang
erhöht wie die Durchblutung. Die Herzfrequenz veränderte sich
nicht. Im Versuch der Abb. 22 wurde die dreifache Dipyridamoldosis gegeben. Hier ist der Durchblutungsanstieg größer und länger. Der PO_2 bleibt jedoch konstant. - Bei 15 Experimenten mit
Dipyridamol stieg die Durchblutung immer (im Mittel um das Zweieinhalbfache des Ausgangswertes) an. Der PO_2 stieg nur in der
Hälfte (im Mittel um 10 mm Hg) an. Unsere Ergebnisse weichen hier
ab von denen von Kadatz, der unter Dipyridamol immer einen PO_2-
Anstieg fand (bei Dosierung von 250 γ/kg Körpergewicht).

Wie ist das Verhalten des PO_2 in Abb. 22 zu erklären? - Wir
haben hier einen sehr ausgeprägten Fall für das verschiedene Verhalten von Durchblutung und Gewebe-PO_2, der in Abschnitt B.2.d.

schon erwähnt wurde. Man kann in diesen Versuchen davon ausgehen, daß sich der Sauerstoffverbrauch im Gewebe nicht geändert hat. Grundsätzlich gilt: Wenn die Durchblutung eines Gewebes (bei konstantem Sauerstoffverbrauch) zunimmt, dann muß der PO_2 in diesem Gewebe zunehmen. Wenn er dies nicht tut, wie z.B. in Abb. 22, dann muß man annehmen, daß die in der Arterie gemessene Mehrdurchblutung das Gewebe an der gemessenen Stelle im Myokard nicht erreicht (in allen diesen Fällen wurden die Elektroden auf O_2-Meßfähigkeit im Gewebe getestet). Das heißt, die Durchblutung der Arterie verteilt sich nicht gleichmäßig auf ihr Verzweigungsgebiet, es besteht eine Inhomogenität der Durchblutung. Diese muß bei unseren Versuchen schematisch gesehen ungefähr die Hälfte des Myokards betreffen, da die Durchblutung immer, der PO_2 aber nur in der Hälfte der Fälle zugenommen hat. Wir kommen auf dieses wichtige Thema, das ja bereits im Kapitel "PO_2-Verteilung im Gewebe" (Kapitel I. A. S. 12) angeschnitten wurde, in der Diskussion zurück.

4. Drosselung der Koronardurchblutung

Zusammen mit Benzing (4) führten wir an 14 Hunden Untersuchungen über das Verhalten von lokalem PO_2 und regionaler Durchblutung, gemessen mit Wärmeleitsonden (Méthodik s. S. 7) bei Drosselung des Ramus descendens anterior der Koronararterie durch. Von 101 Drosselungen hatten 95 eine Dauer zwischen 2,5 und 180 Sekunden, sechs dauerten (im Mittel) elf Minuten. Das vom Verschluß betroffene Myokardvolumen betrug 40 - 70 % der Vorderwand des linken Ventrikels. Bei den Messungen waren ein Thermistor und ein bis zwei PO_2-Elektroden im (vermutlichen) Zentrum des Drosselbezirks plaćiert, ein zweiter Thermistor und bisweilen auch eine PO_2-Elektrode im nichtgedrosselten Myokard.

Abb. 23 zeigt ein Experiment, wo der Sauerstoffdruck gleichzeitig im gedrosselten und im "normalen" Myokard gemessen wurde während Arterienverschluß für eine Minute. Der Blutdruck ändert sich nur ganz gering. Die Zacke kurz nach Drosselbeginn weist auf eine vorübergehende Rhythmusstörung hin. Die regionale Durchblutung sinkt auf ungefähr ein Drittel des Ausgangswertes ab. Die Durchblutung zeigt nach Drosselöffnung die typische reaktive Hyperämie mit einem Maximum nach ca. 30 Sekunden. Der PO_2 im gedrosselten Myokard sinkt nach Drosselschluß mit einer gewissen Verzögerung (bedingt durch die "Reaktionszeit" der Elektrode, vgl. Methodik S. 6) annähernd gradlinig auf den Wert Null ab, der nach ca. 45 Sekunden erreicht ist. Nach Drosselöffnung steigt er wieder an. Er durchläuft nach ca. 60 Sekunden den Ausgangswert (Reoxygenierungszeit) und überschreitet ihn für einige Minuten. Während dieser Zeit besteht ein PO_2-Überschuß im Gewebe. - Im nichtgedrosselten Myokard sinkt der PO_2 nach Drosselbeginn vorübergehend beträchtlich ab. - Abb. 24 zeigt einen Versuch, wo der Sauerstoffdruck an zwei Stellen im gedrosselten Myokard gemessen wurde. Da die beiden PO_2-Verläufe in verschiedenen Bereichen liegen, sind sie im selben Ordinatensystem angeordnet. Die untere PO_2-Spur verläuft ähnlich wie in Abb. 23. Die höhere sinkt nicht auf Null ab und zeigt nach Drosselöffnung keinen PO_2-Überschuß.

Es ist seit langem bekannt, daß nach Unterbindung einer Koronararterie in dem zugehörigen Myokardbezirk eine Restdurchblutung über Kollateralgefäße aufrechterhalten wird (14). Ihr Wert wird in der Literatur sehr verschieden angegeben (neuere Untersuchungen s. Schulz) (48). Benzing bestimmte quantitativ einen Wert, der (im Mittel) die Hälfte der Ausgangsdurchblutung betrug. Die reaktive Hyperämie nach Drosselöffnung lag (im Mittel) um das Vierfache des Ausgangswertes. - Der Abfall des PO_2 nach Drosselschluß war bei den einzelnen Experimenten in seiner Form sehr verschieden. Das ist dadurch erklärbar, daß er von mehreren Faktoren abhängt, die sich im einzelnen nicht analysieren lassen. Dies sind: 1. Die Form der Durchblutungsänderung, d.h. ihrer Einstellung auf die Rest-Durchblutung während Arterienverschluß. 2. Der Sauerstoffverbrauch im gedrosselten Myokardbezirk. Die Amplitude der Muskelkontraktion sinkt hier im Verlauf der ersten Minute nach Drosselschluß auf ca. 20 % des Ausgangswertes ab (52). Daher muß eine entsprechende Abnahme des O_2-Verbrauches erfolgen. 3. Die Dissoziationskurve des Hämoglobins. 4. Die Dissoziationskurve des Myoglobins. - Die mittlere Drosselungszeit bis zum Absinken des PO_2 auf Null betrug 10 - 20 Sekunden. Aber auch bei längeren Drosselungen fiel der PO_2 nur in zwei Drittel der Fälle auf Null ab. In den übrigen Fällen stellte er sich auf ein neues tieferes Niveau (im Mittel 6 - 7 mm Hg) ein. Einen ungewöhnlich hohen Wert unter Drosselung zeigt z.B. die obere PO_2-Spur in Abb. 24. Es ist denkbar, daß in diesem Bezirk die Kollateraldurchblutung besonders gut ausgebildet war oder daß die PO_2-Elektrode in der Randzone des Verschlußbezirks steckte.

Der Wiederanstieg des PO_2 nach Drosselöffnung wird außer durch die erwähnten vier Faktoren noch durch einen fünften bestimmt, nämlich das Ausmaß der Sauerstoffschuld, die das Gewebe während der Drosselungszeit eingegangen ist. Während des O_2-Mangels wurden energiereiche Phosphate abgebaut, die nun resynthetisiert werden. Außerdem muß man in Betracht ziehen, daß die Durchblutungskomponente (Punkt 1) bei der Wiederdurchblutung einen etwas anderen Charakter hat. Es handelt sich nun nicht um einen Abfall auf eine Restdurchblutung, sondern um das gesamte Gefäßsystem der vorher gedrosselten Arterie, das sich aktiv an der Gefäßreaktion beteiligen kann. Ein Hinweis auf ein solches "Gefäßspiel" sind z.B. die Wellen im Anstieg der unteren PO_2-Spur in Abb. 24.

Die durchschnittliche Reoxygenierungszeit, d.h. die Zeit bis zum Wiedererreichen des Ausgangs-PO_2 betrug in unseren Experimenten bei Drosselungen bis zu drei Minuten im Mittel 27 Sekunden. In diesem Zeitraum war sie unabhängig von der Drosseldauer. Bei den längeren Drosselungen nahm sie stark zu.

Das Ausmaß des "PO_2Überschusses" nach Drosselung zeigt eine deutliche Abhängigkeit sowohl von der Höhe des PO_2-Ausgangswerts als auch von der Dauer der Drosselung. Der "PO_2-Überschuß" nahm mit sinkendem PO_2-Ausgangswert kontinuierlich zu. (Er betrug für die PO_2-Ausgangsbereiche: 0 - 15 mm Hg: 158 % [Ausgangswert immer = 0 %]; 16 - 30 mm Hg: 42 %; 31 - 45 mm Hg: 17 %; 45 und mehr mm Hg: 9 %).
Die Abhängigkeit von der Drosseldauer ist in Abb. 25 aufgetragen. Hier sind - um genügend Werte zu haben - alle Einzelwerte (der verschiedenen Ausgangsbereiche) zusammengefaßt. Dadurch wird die Streubreite sehr groß, so daß der Unterschied für die verschiedenen Drosseldauern nicht mehr statistisch signifikant ist. Der biologische Verlauf kommt jedoch deutlich zum Ausdruck.

Warum wird der PO_2-Überschuß schon nach 30 Sekunden Drosselung wieder kleiner? Zwei Gründe sind denkbar: 1. Die O_2-Schuld, die abgetragen werden muß, wird immer größer. 2. Es setzt mit zunehmendem O_2-Mangel eine Beeinträchtigung der Reaktionsfähigkeit der Arteriolen ein.

Die Tatsache, daß der postischämische "PO_2-Überschuß" von der
Höhe des PO_2-Ausgangswerts abhängt, ist von Interesse bei der
seit langem bestehenden Frage, ob schon eine Hypoxie oder erst
eine Anoxie zu einer reaktiven Koronardilatation im Myokard
führt. Um dies zu untersuchen, haben wir sehr kurze Drosselungen
im Bereich von 2,5 - 10 Sekunden gemacht. Abb. 26 zeigt drei solche Drosselungen, die im Zeitabstand von wenigen Minuten hintereinander durchgeführt wurden. Bei 2,5 Sekunden zeigt die regionale Durchblutung schon eine ausgeprägte, der PO_2 an zwei Meßstellen keine deutliche Reaktion. Bei Drosselung von fünf Sekunden zeigen die PO_2-Spuren beide einen gerade eben erkennbaren Abfall. Die untere (mit höherem Ausgangswert) zeigt einen wesentlich größeren reaktiven PO_2-Überschuß als die obere.
Bei Drosselungen von 5 und 10 Sekunden tritt außer der Hyperämie
auch immer ein mehr oder weniger großer PO_2-Überschuß auf, ohne
daß der Gewebe-PO_2 bis auf Null abgefallen ist. Dies spricht dafür, daß eine reaktive Hyperämie schon durch eine Hypoxie (und
nicht erst durch eine Anoxie) ausgelöst werden kann. Ein Beweis
ist es nicht. Es kann in der direkten Nachbarschaft der Meßstelle eine Anoxie mit einer reaktiven Dilatation aufgetreten
sein, die sich auf die Umgebung auswirkte.

Bei den sehr kurzen Drosselungen muß man daran denken, daß die
Durchblutung auch durch Vorgänge der Gefäßmechanik mit beeinflußt
sein kann. Ob nach Drosselöffnung eine rein passive "Flußwelle"
durch Ausgleich des entlasteten Staudrucks erfolgen kann, ist
fraglich. Wahrscheinlich ist jedenfalls eine reflektorische myo-
gene Dilatation im Sinne des Bayliss-Effekts. - Es soll hier
auch noch einmal daran erinnert werden, daß sich die Messung
der regionalen Durchblutung immer ca. 6 - 7 mm entfernt von den
PO_2-Reaktionen abspielt. Sie muß also im PO_2-Meßgebiet nicht ge-
nau in derselben Form erfolgen.

Auf Abb. 26 wird ein Befund besonders deutlich, den viele Dros-
selreaktionen zeigen, nämlich, daß die regionale Durchblutung
einen relativ einheitlichen Verlauf zeigt, während der lokale
PO_2-Verlauf sehr viel "individueller" sein kann. Der PO_2-Verlauf
spiegelt hier beides, Wiedereinstellung der Atmung und der
Durchblutung. Vermutlich haben die Vorgänge bei der Atmung den
uniformeren Charakter, so daß bei dem PO_2-Verlauf der Einfluß
der Mikrozirkulation dominiert.

Unsere Versuche zeigen als wichtigstes Ergebnis, daß bei der
reaktiven Hyperämie ein PO_2-Überschuß im Gewebe auftritt. Die
sonst bestehende Regulation auf den "normalen" (=Ausgangs-)
PO_2-Wert wird in der postischämischen Phase für einige Minuten
ausgeschaltet.

Von Sayen et al. wurde dieser PO_2-Überschuß schon 1958 qualitativ
gemessen (38). Coffman und Gregg haben durch quantitativen Vergleich von Sauerstoffschuld und reaktiver Hyperämie einen in-
direkten Beweis für diese "Überzahlung" der Sauerstoffschuld in
Form eines PO_2-Überschusses erbracht (8).

IV DISKUSSION DER ERGEBNISSE

A. Zur Methodik

Es ist wichtig, sich vor Augen zu halten, daß unsere sämtlichen
Versuchsergebnisse gewonnen sind unter den methodischen Bedingungen der Narkose und der Thorakotomie mit künstlicher Beatmung.
Eine für unsere Versuche wichtige Gefahr der Thorakotomie ist
die Veränderung der Herzoberfläche bei längerer Exposition an

der Luft. Sie ist bei Ratten wesentlich geringer als bei Hunden. Beim Hund setzt, auch wenn die Herzoberfläche regelmäßig mit physiologischer Kochsalzlösung befeuchtet wird oder die Thoraxhöhle sogar mit Lösung gefüllt wird, immer eine Trübung und livide Verfärbung des Epikards ein, die mit der Versuchsdauer allmählich zunimmt. Wir haben bisher nicht versucht, den Thorax mit Paraffin zu füllen. Die PO_2-Elektroden werden immer mindestens ca. 1,5 - 2 mm tief in das Myokard eingestochen. Wir müssen offenlassen, ob und nach welcher Zeit sich die Veränderung der Herzoberfläche auf diese Myokardschicht auswirkt. Es ist möglich, daß die Thorakotomie grundsätzlich einen Einfluß auf die Durchblutungsverteilung im Myokard hat. Breull et al. fanden bei geschlossenem Thorax eine stärkere Durchblutung der Innenschichten des Myokards. Nach Thorakotomie trat eine homogene Durchblutung des gesamten Myokards ein.

Es soll hier noch diskutiert werden, wie weit unsere experimentellen Maßnahmen zur Änderung der Sauerstoffversorgung des Myokards auch allgemeine Wirkungen auf den Organismus, insbesondere auf die kreislaufregulierenden Zentren des Stammhirns gehabt haben können. Die Senkung der Herzfrequenz durch Kühlung des Sinusknotens ist auf den ersten Blick eine lokale Maßnahme. Als Folge fällt aber das Minutenvolumen ab. Das Kreislaufsystem muß sich auf diese Veränderung einstellen. Man muß daran denken, daß hierbei auch zentralnervöse Einflüsse auf das Herz auftreten können. Dies gilt noch mehr für die Beatmung mit Gasgemischen, die in ihrer Zusammensetzung von der Luft abweichen. Die dadurch verursachten Änderungen der Blutgase wirkt sich gleichzeitig auf den ganzen Organismus, insbesondere auf das Zentralnervensystem aus. Dadurch können zahlreiche efferente Impulse aus dem Zentralnervensystem auf die Peripherie ausgelöst werden.

B. Intramyokardialer PO_2 und Regulation der Koronardurchblutung

1. Allgemeine Ergebnisse, die sich aus den Einzelbefunden ableiten lassen.

Lassen sich aus unseren Ergebnissen irgendwelche gemeinsamen Gesichtspunkte oder gar Gesetzmäßigkeiten entnehmen, zu den in der Einleitung aufgeworfenen Fragen (s. S. 1) bezüglich Sauerstoffversorgung und Durchblutung des Myokards? - Auf Anhieb lassen sich nur zwei Ergebnisse von allgemeiner Gültigkeit formulieren: 1. Der lokale Sauerstoffdruck im Myokard ist bei gleichbleibenden Bedingungen im allgemeinen konstant. 2. Wird der lokale PO_2 durch irgendeine vorübergehende Maßnahme von diesem konstanten (Ausgangs-) Wert ausgelenkt, dann kehrt er anschließend innerhalb weniger Minuten auf diesen Wert zurück.

Wir behandeln im folgenden den Teil der Ergebnisse, in dem das PO_2-Verhalten bei Änderung der Herzarbeit (Kapitel B.1.) und des arteriellen Sauerstoffangebots (Kapitel B.2.) untersucht wurde. In diesen Versuchen war die Durchblutung die entscheidende "freie" Variable, die das PO_2-Verhalten im Myokard bestimmte. (Wir klammern hier auch die Versuche mit Carbogen aus, da CO_2 die Durchblutung beeinflußt).

Wir beginnen mit dem Abschnitt B.1., Änderung der Herzarbeit. Bei den Versuchen mit Frequenzsenkung blieb der Sauerstoffdruck fast immer völlig konstant. Bei der Volumenbelastung schwankte er in einem relativ kleinen Bereich. Unter Adrenalin zeigte er meist größere Abweichungen nach oben oder unten. Da bei Adrenalin zusätzliche pharmakologische Effekte aufgetreten sein können

(s. S. 16), wollen wir es vorläufig aus der Betrachtung ausschließen und nur die "reinen" Änderungen der Arbeit behandeln. Man kann dann - vereinfacht - sagen, daß bei Änderungen der Arbeit der PO_2 im Myokard im wesentlichen konstant blieb. Das heißt, die Durchblutung reagierte so, daß sie die im Myokard erzeugten Änderungen des Sauerstoffverbrauchs mehr oder weniger exakt kompensierte.

Wir kommen zu Abschnitt B.2., Änderungen des Sauerstoffangebots. Bei der Beatmung mit 100 % O_2 wich der intramyokardiale Sauerstoffdruck meistens, bei der Beatmung mit 10 % immer vom Ausgangswert ab und stellte sich auf einen - meist stark gesenkten - neuen Wert ein. Zwar reagierte auch in diesen Versuchen die Durchblutung grundsätzlich so, daß sie die PO_2-Änderung in entgegengesetzter Richtung zu beeinflussen suchte. Aber das Ausmaß der Änderung war in den meisten Fällen (viel) zu gering, um den Sauerstoffdruck im Myokard konstant zu halten.

Zwischen den Ergebnissen von Abschnitt 1 und 2 besteht ein Widerspruch. Bei Änderung des Sauerstoffverbrauchs wird der Sauerstoffdruck im Myokard auf Konstanz reguliert, bei Änderung des Sauerstoffangebots nicht. Wir kommen auf diesen Widerspruch im Abschnitt 3 dieses Kapitels zurück.

Die Ergebnisse der Versuche mit Variation von Sauerstoffverbrauch und -angebot lassen sich in folgender Form zusammenfassen: Wird der intramyokardiale PO_2 durch Änderung des Sauerstoffverbrauchs oder -angebots beeinflußt, dann reagiert die Durchblutung immer so, daß die Auslenkung verkleinert wird. In einem Teil der Fälle stellt sie sich so ein, daß der intramyokardiale PO_2 konstant bleibt, in einem anderen Teil nicht. Man kann diese Feststellung als dritten Punkt an die beiden allgemeinen Feststellungen zu Beginn der Diskussion (S. 25) anschließen.

2. Berücksichtigung der Hypothesen zur Regulation der Koronardurchblutung

Wir haben in der Einleitung als wichtigsten Punkt unserer Untersuchungen die Frage formuliert: Wird die Koronardurchblutung so reguliert, daß die im Myokard verfügbare Sauerstoffmenge ungefähr konstant bleibt? - Unsere Ergebnisse haben gezeigt, daß dies nicht der Fall ist. Wir diskutieren nun, in welcher Beziehung unsere Befunde zu den bestehenden Hypothesen über die Koronardurchblutung stehen.

Bei der Regulation der Koronardurchblutung spielen drei "Systeme" eine Rolle: 1. Die Herznerven, 2. Hormone mit Wirkung auf das Herz (z.B. Adrenalin, Noradrenalin), 3. Intrakardiale Mechanismen. Über die jeweilige Beteiligung dieser Systeme an der Koronarregulation unter physiologischen und pathophysiologischen Bedingungen besteht zur Zeit keine Klarheit. Die intramyokardialen Mechanismen sind in den letzten Jahrzehnten sehr in den Vordergrund gerückt. Wir werden im folgenden vor allem auf sie eingehen. Man unterscheidet bei den intramyokardialen Mechanismen zwei Hypothesen: 1. Eine metabolische: Metabolite des Energiestoffwechsels der Zelle wirken direkt auf die Gefäßmuskulatur der Arteriolen. Beispiele für mögliche Metabolite: Der Sauerstoff; das Adenosin, von dem neuerdings festgestellt wurde, daß es auch im normal oxygenierten (und nicht nur im hypoxischen) Myokard freigesetzt wird (39). 2. Eine rezeptorische Hypothese: Die Metabolite wirken auf Rezeptoren im Myokard ein, die diese Information zu den Arteriolen weiterleiten.

Wir werden nun prüfen, welcher der beiden Mechanismen zur Erklärung unserer Befunde am ehesten geeignet ist. Wir werden dabei auch den Fall der Beatmung mit Sauerstoff, die Hyperoxie, mit einbeziehen, obwohl an diesen Fall bei der Aufstellung der Hypothesen, die vor allen Dingen für den Sauerstoffmangel konzipiert wurden, nicht gedacht worden ist. Ebenso berücksichtigen wir nun auch die Versuche mit Koronardrosselung und zwar die Phase der Reoxygenierung, wo die Koronardurchblutung als freie Variable auftritt. Dieser Fall ist eine Domäne der metabolischen Adenosinhypothese (5). Wir unterteilen unsere Ergebnisse zur Prüfung in vier Fälle:
1. Änderung der O_2-Verbrauchs (durch Änderung der Arbeit);
2. Hyperoxie (durch Beatmung mit reinem Sauerstoff);
3. Hypoxämische Hypoxie (durch Beatmung mit 10 % Sauerstoff);
4. Reaktiver PO_2-Überschuß (nach Öffnung einer Koronardrossel).

Wir beginnen mit der metabolischen These. Wir gehen aus von einem möglichst einfachen Schema: Ziel des Mechanismus ist die Aufrechterhaltung des lokalen Sauerstoffdrucks im Myokard. Die Einstellung des Gefäßwiderstandes der Arteriolen erfolgt in Abhängigkeit von der Konzentration eines Metaboliten des Energiestoffwechsels der Myokardzellen. Von dem Metaboliten wird umso mehr produziert, je weniger Sauerstoff in den Zellen zur Verfügung steht und umgekehrt. Um einen bestimmten Dilatationszustand aufrechtzuerhalten, muß der Metabolit dauernd produziert werden. - Wir sprechen im folgenden Fall 1 - Änderung der Arbeit - als Beispiel durch: Die Herzarbeit wird gesenkt; es läuft folgende Kettenreaktion ab: der O_2-Verbrauch nimmt ab - der lokale Sauerstoff steigt an - die Produktion des Metaboliten nimmt ab - die Arteriolen werden enger - die Durchblutung nimmt ab. - Unsere Befunde bei Änderungen der Herzarbeit stimmen mit dieser Hypothese gut überein.

Die Fälle 2 bis 4 können - wie man sich klarmachen kann - nach demselben Schema ablaufen. Im Fall 4 würde der vorhergehende O_2-Mangel durch die metabolische Reaktion vorübergehend überkompensiert. Bei Fall 2 und 3 wird das Ziel, Erhaltung des myokardialen PO_2, nicht erreicht. Hier versagt die metabolische Hypothese.

Wir müssen bei diesem Mechanismus noch auf das Problem der Lokalisation eingehen. Ein Sauerstoffmangel macht sich im allgemeinen zuerst in den venösen Bereichen des Gewebes bemerkbar. Dort würde also der auslösende Metabolit am frühesten und stärksten gebildet. Er muß von da zu den Arteriolen gelangen. Adenosin z.B. müßte in zwei bis drei Sekunden - s. z.B. unsere kurzen Drosselungen S. 24 - ca. 100 - 200 µm im Myokard diffundieren. Nimmt man den Sauerstoff selbst als auslösendes Agens an, dann ist man zu einer zusätzlichen Hypothese gezwungen: Der O_2-Mangel muß nun im Arteriolengebiet wirksam werden, es müßte also eine besondere Empfindlichkeit der Arteriolen auf O_2-Mangel bestehen oder ähnliches.

Bei Hyperoxie verhält es sich umgekehrt. Sie beginnt zuerst im Gebiet der Arteriolen. Dieser Fall wäre also - von der Mikro-Topographie her gesehen - für eine metabolische Regelung besonders geeignet. Unsere Ergebnisse sprechen allerdings gegen eine wirkungsvolle Regulation. Ob eine spezielle "toxische" Wirkung von Sauerstoff bei so kurzen Einwirkungszeiten auftreten kann, ist bisher nicht bekannt (s. z.B. 18).

Wir kommen zur Hypothese der Regulation durch Rezeptoren. Hier wäre das einfachste Schema: Lokale Chemorezeptoren werden von einem Metaboliten - in Abhängigkeit von dessen Konzentration - gereizt und stellen durch entsprechende nervöse Impulse den Arteriolendurchmesser ein. Es besteht hier volle Analogie zum metabolischen Schema, in dem hier lediglich noch ein "Übertragungsglied" eingefügt ist. Für dieses Schema wird vor allem der Sauerstoff selbst als auslösendes Agens diskutiert. Auch hier spielt die Frage der Lokalisation eine Rolle. Wir nehmen auch hier den günstigsten Fall an, Anordnung im venösen Bereich des Gewebes. Man könnte dann davon ausgehen, daß diese Rezeptoren auf einen relativ einheitlichen (absoluten) PO_2 im Bereich von z.B. 0 - 20 mm Hg eingestellt sind. Der jeweilige Erregungszustand des Rezeptors würde über Nerven zu den Arteriolen geleitet. Wenn die Rezeptoren ubiquitär im Gewebe verteilt wären, dann müßten ihre Sollwerte auf den jeweiligen lokalen PO_2 eingestellt sein.

Analog zur metabolischen Hypothese ist auch hier nur der Fall 1, Variation der Arbeit, befriedigend erklärbar. Bei Hyperoxie ist eine Lokalisation der Rezeptoren im venösen Bereich besonders ungünstig. Dies könnte die seltenen Fälle von Regulation im Myokard bei Sauerstoffbeatmung erklären und als indirekter Hinweis auf diese Lokalisation der Rezeptoren aufgefaßt werden. Bei Fall 4, reaktiver PO_2-Überschuß, könnte man postulieren, daß die normale Reaktion der Rezeptoren durch einen vorübergehenden "stärkeren" metabolischen Mechanismus überspielt wird. Der Fall hypoxämische Hypoxie ist mit der rezeptorischen Hypothese in keiner Weise erklärbar.

Es ist interessant, unsere Ergebnisse am Myokard mit der PO_2-Regulation im Gewebe anderer Organe zu vergleichen. Leniger und Lübbers fanden bei Messungen des Gehirn-PO_2 mit Oberflächenelektroden folgendes: Bei Beatmung mit Sauerstoff steigt der Gewebs-PO_2 in ca. einem Drittel der Fälle an, ungefähr proportional zum Anstieg des arteriellen PO_2. In den übrigen Fällen bleibt der Gewebe-PO_2 (mit gewissen Schwankungen) konstant. Die Fälle von Regulation auf PO_2-Konstanz sind im Gehirn also häufiger (ca. zwei Drittel) als im Herzen (ca. ein Drittel, s. S. 17). Die Autoren nehmen an, daß die Regulation im Gehirn durch entsprechende lokale Änderungen der Mikrodurchblutung erfolgt, die in einzelnen Fällen sogar nachgewiesen wurden. Die Autoren halten sowohl einen metabolischen als auch einen rezeptorischen Regulationsmechanismus für möglich.

3. Versuch einer Synopsis der diskutierten Ergebnisse

Unsere Befunde über das PO_2-Verhalten im Myokard sind durch die im vorigen Abschnitt erwähnten intramyokardialen Mechanismen in dieser einfachen Form nicht zu erklären. Gibt es bei unseren Ergebnissen Fakten, die auf extrakardiale Mechanismen hindeuten? - Ein auffälliges Ergebnis ist bei uns der Widerspruch zwischen dem PO_2-Verhalten bei Steigerung der Arbeit, nämlich PO_2-Konstanz und bei Senkung des O_2-Angebots, nämlich PO_2-Abfall. Man kann darüber in folgender Weise spekulieren: Die Steigerung der Arbeit (durch Volumenbelastung) war bei uns nicht groß. Eventuell wäre der intramyokardiale PO_2 bei einer stärkeren Erhöhung der Arbeit ebenfalls abgesunken. Vielleicht reagiert die Durchblutung verschieden, je nachdem, ob eine Zu- oder Abnahme erforderlich ist. Eine Abnahme erfolgt so, daß keine PO_2-Erhöhung im Gewebe eintritt. Wenn Zunahmen nötig sind, setzt ein "Sparmechanismus" ein. Es wird Durchblutung eingespart, auch wenn der intramyokardiale PO_2 dabei absinkt. Dieser Mechanismus könnte zentralnervös gesteuert sein. es ist sehr interessant, daß es der Organismus vorzieht, den intramyokardialen PO_2 absinken zu lassen, statt die Durchblutung stärker zu steigern. Es ist denkbar, daß die Herzdynamik in ihrer Effizienz durch extreme Füllung des Koronargefäßbettes beeinträchtigt wird (2). Restorff et al. fanden, daß beim wachen Hund bei starker Körperarbeit der koronarvenöse PO_2 auf kritische Werte absinkt, obwohl noch eine Durchblutungsreserve vorhanden ist. Hier könnte eine Parallele zu unseren Befunden bei hypoxämischer Hypoxie vorliegen.

Die Tatsache, daß der intramyokardiale PO_2 von seinem Normalwert ohne Gefährdung des Gewebes absinken kann, deutet darauf hin, daß im Myokard trotz einer bestimmten Anzahl von PO_2-Werten im untersten Bereich noch eine "PO_2-Reserve" besteht.

C. Koronardilatation und O_2-Versorgung des Myokards

Im Myokard besteht ein gewisser physiologischer Shunt von Sauerstoff. Er erfolgt sehr wahrscheinlich zum Teil durch Diffusion (s. S, 12). Es ist die Frage, ob auch ein vaskulärer Shunt eine Rolle spielen kann. Bei der Besprechung der Ergebnisse tauchte mehrfach die Frage auf, ob im Myokard eine Shunt-Durchblutung besteht oder auftreten kann. Ausgesprochene Shunt-Gefäße, d.h. Anastomosen zwischen Arteriolen oder Präkapillaren gibt es im Myokard sicher nicht (51). Auf der anderen Seite zeigen uns unsere Versuche mit Dipyridamol, daß eine Steigerung der arteriellen Durchblutung nicht alle Mikrogefäße erreicht. Es muß also ein "funktioneller Shunt" möglich sein. Er ist am ehesten durch eine inhomogene Mikrodurchblutung erklärbar. In einem gewissen Ausmaß besteht diese Inhomogenität wohl dauernd. Darauf deuten die niederen Sauerstoffwerte im Histogramm hin. Es gibt außerdem Hinweise, daß dieser "funktionelle Shunt" variabel ist. So fanden wir beim Hund einen gewebsoxygenierenden Effekt bei Dipyridamol in 50 % der Fälle, bei CO_2-Gabe in über 70 % der Fälle, obwohl die Durchblutungssteigerung bei CO_2 im Mittel wesentlich geringer war. Man könnte also bei CO_2 von einer Koronardilatation mit höherem "Homogenisierungseffekt" sprechen.

Kessler führt die Inhomogenität der Mikrodurchblutung (bei der Leber) auf die (durch biologische Streuung bedingte) unterschiedliche Länge der Kapillaren zurück (22). Lübbers (34) nimmt an, daß durch eine solche unterschiedliche Durchblutung der Kapillaren eine lokale "O_2-Transportkapazitätsreserve" geschaffen wird.

Ergeben sich aus unseren Befunden irgendwelche praktischen Konsequenzen für die Behandlung eines Sauerstoffmangels im Myokard beim Menschen? - Die Beatmung mit reinem Sauerstoff bewirkt (beim Hund) in ca. zwei Dritteln der Fälle einen deutlichen Anstieg des PO_2 im Myokard. Carbogen ist wesentlich wirkungsvoller. Es verursacht fast immer einen starken Anstieg des myokardialen PO_2. Wie weit diese Befunde auf den Menschen übertragbar sind, können wir nicht sagen. Grundsätzliche Unterschiede in der Sauerstoffversorgung des Myokards von Hund und Mensch bestehen wahrscheinlich nicht (35). Der PO_2-Anstieg im Myokard unter Dipyridamol ist gering im Verhältnis zum Anstieg der Durchblutung. Um einen Vergleich zu haben, müssen noch weitere Koronardilatantien untersucht werden.

V. LITERATURVERZEICHNIS

1. BARTELS, H., REINHARDT, W.: Einfache Methode zur Sauerstoffdruckmessung im Blut mit einer kunststoffüberzogenen Platinelektrode. Pflüg. Arch. 271: 105-114. 1960

2. BASSENGE, E., HOLTZ, J., RESTORFF, W.v.: Myocardial oxygen metabolism and transmural distribution of blood flow and energy-rich compounds. In: Leniger-Follert, E., Lübbers, D.W.: Regulation of microcirculation. 9th Dortmund Workshop Arzneimittel-Forschung (Drug Res.) 25.10, 1671-1672. 1975

3. BENZING, H., WAHL, S.H., BENDER, H.P., RABE, M.: Quantitative local blood flow changes in the insufficiently supplied dog myocardium, measured by means of the heat-clearance-method. Bibl. Anat. 11: 139-144. 1973

4. BENZING, H., LÖSSE, B., SCHUCHHARDT, S., NIEDERLE, N.: Simultaneous measurement of regional blood flow and oxygen pressure in the dog myocardium during coronary occlusion or hypoxic hypoxia. In: Oxygen Transport to Tissue. Eds.: H. Bicher and D. Bruley. Adv. Exper. Med. Biol. 37A, Plenum Press. New York 1973, pp. 535-540

5. BERNE, R.M.: Regulation of coronary blood flow. Physiol. Rev. 44: 1-29. 1964

6. BREULL, W.: Unveröffentlicht

7. CHANCE, B., SCHOENER, B., SCHINDLER, F.: The intracellular oxidation - reduction state. In: Dickens, F., Neil, E. (Edit.): Oxygen in the animal organism. S. 367-392. Pergamon Press, Oxford, 1964

8. COFFMAN, J.D., GREGG, D.: Reactive hyperemia characteristics of the myocardium. Am. J. Physiol. 199: 1143-1149. 1960

9. COFFMAN, J.D., GREGG, D.: Oxygen metabolism and oxygen debt repayment after myocardial ischemia. Am. J. Physiol. 201: 881-887. 1961

10. DOLL, E., KEUL, J., STEIM, H., MAIWALD, Ch., REINDELL, H.: Über den Stoffwechsel des menschlichen Herzens. II. Sauerstoff- u. Kohlensäuredruck, Standardbikarbonat u. base excess im coronarvenösen Blut in Ruhe, während u. nach körperlicher Arbeit. Pflüg. Arch. 282: 28-42. 1965

11. FABEL, H.: Normal and critical oxygen supply of the heart. In: Lübbers, D.W., Luft, U., Thews, G., Witzleb, E. (Edit.): Oxygen Transport in blood and tissue. S. 159-171. Thieme, Stuttgart, 1968

12. GLEICHMANN, U., LÜBBERS, D.W.: Die Messung des Sauerstoffdrucks in Gasen und Flüssigkeiten mit der Pt-Elektrode unter besonderer Berücksichtigung der Messung im Blut. Pflüg. Arch. 271: 431-455. 1960

13. GOLENHOFEN, K., HENSEL, H., HILDEBRANDT, G.: Durchblutungsmessungen mit Wärmeleitelementen in Forschung und Klinik. Thieme, Stuttgart, 1963

14. GREGG, D.E., FISHER, L.C.: Blood supply to the heart. In: Handbook of physiology, Sect. 2, Vol. II. Washington, Am. Physiol. Soc. 1963

15. GRUNEWALD, W.A.: Diffusionsfehler und Eigenverbrauch der Pt-Elektrode bei PO_2-Messungen im steady state. Pflüg. Arch. 320: 24-44. 1970

16. GRUNEWALD, W.A., LÜBBERS, D.W.: Die Bestimmung der intracapillären HbO_2-Sättigung mit einer kryo-mikrofotometrischen Methode angewandt am Myokard des Kaninchens. Pflüg. Arch. 353: 255-273. 1975

17. GRUNEWALD, W.A., SOWA, W.: Capillary structures and oxygen supply to tissue. Rev. Physiol. Biochem. Pharmacol. 77: 150-209. 1977

18. HAUGGAARD, N.: Cellular mechanisms of oxygen foxicity. Physiol. Rev. 48: 311-373. 1968

19. HOARE, J.P.: The electrochemistry of oxygen. Interscience publishers J. Wiley, New York, 1968

20. HUCH, R., LÜBBERS, D.W., HUCH, A.: Quantitative continuous measurement of partial oxygen pressure on the skin of adults and new born babies. Pflüg. Arch. 337: 185-198. 1972

21. KADATZ, R.: Sauerstoff und Durchblutung im gesunden und coronar insuffizienten Myokard des Hundes und ihre Beeinflussung durch coronar erweiternde Pharmaka. Habilitationsschrift, Tübingen, 1967

22. KESSLER, M., GÖRNANDT, L., THERMANN, M., LANG, H., BRAND, K., WESSEL, W.: Oxygen supply and microcirculation of liver in hemorrhagic shock. In: Oxygen supply: Theoretical and practical aspects of oxygen supply and microcirculation of tissue, S. 252-255. Urban und Schwarzenberg, München, 1973

23. KRAYER, O.: Versuche am insuffizienten Herzen. Arch. exp. Path. Pharm. 162: 1-28. 1931

24. LAARSE, A., van der, FREUD, G.E.: Multiple measurement of intramural myocardial oxygen tension. In: Fleckenstein, A., Dhalla, N.S.: Basic functions of cations in myocardial activity. University Park Press, Baltimore, 1975

25. LENIGER-FOLLERT, E., LÜBBERS, D.W., WRABETZ, W.: Regulation of local tissue PO_2 of the brain cortex at different arterial O_2 pressures. Pflüg. Arch. 359: 81-95. 1975

26. LOCHNER, W.: Herz. In: Bauereisen (Red.): Physiologie des Kreislaufs, Bd. 1: 207. Springer, Berlin, 1971

27. LÖSSE, B., SCHUCHHARDT, S.: Changes of myocardial oxygen pressure under varying oxygen administration (Abstr.). Pflüg. Arch. Suppl. to Vol. 335: R34. 1972

28. LÖSSE, B., SCHUCHHARDT, S., NIEDERLE, N.: The histogram of local oxygen pressure (PO_2) in the dog myocardium and the PO_2 behaviour during transitory changes of oxygen administration. In: Oxygen Transport to Tissue. - Eds. H. Bicher and Bruley. Adv. Exper. Med. Biol. 37A, Plenum Press, New York, 1973, Vol. 1 pp. 541-546

29. LÖSSE, B., SCHUCHHARDT, S., NIEDERLE, N.: The oxygen pressure histogram in the left ventricular myocardium of the dog. Pflüg. Arch. 356: 121-132. 1975

30. LUDWIG, G.: Capillary pattern of the myocardium. In: Bajusz, E., Jasmin, G. (Edit.): Method. Achievm. Exp. Path., Vol. 5. pp 238-271. Karger, Basel, 1971

31. LÜBBERS, D.W.: Kritische Sauerstoffversorgung und Mikrozirkulation. In: Marburger Jahrbuch 1966/67, pp. 305-319. Ed. C.G. Wendt. Verlag Elwert, Marburg, 1967

32. LÜBBERS, D.W.: The meaning of the tissue oxygen distribution curve and its measurement by means of Pt-electrodes. Progr. in Respiration Research 3: 112-123. 1969a, Karger, Basel/New York

33. LÜBBERS, D.W., BAUMGÄRTL, H., FABEL, H., HUCH, A., KESSLER, M., KUNZE, K., RIEMANN, H., SEILER, D. und SCHUCHHARDT, S.: Principles of construction and application of various platinum electrodes. In: F. Kreuzer (Ed.): Oxygen Pressure Recording in Gases, Fluids, and Tissues. Progr. exp. Res. Vol. 3: 136-146. 1969b, Karger, Basel/New York

34. LÜBBERS, D.W.: Das O_2-Versorgungssystem der Warmblüterorgane. Jahrb. Max Planck Gesellsch. 1974: 87-112

35. MENDLER, N., SCHUCHHARDT, S., and SEBENING, F.: Measurement of intramyocardial oxygen tension during cardiac surgery in man. Res. Exp. Med. 159: 231-238. 1973

36. RAFF, W.K., KOSCHE, F., LOCHNER, W.: Herzfrequenz und extravasale Komponente des Coronarwiderstandes. Pflüg. Arch. 323: 241-249. 1971

37. RESTORFF, W. v., HOLTZ, I., BASSENGE, E.: Exercise induced augmentation of myocardial oxygen extraction in spite of normal coronary dilatory capacity in dogs. Pflüg. Arch. 372: 181-185. 1977

38. SAYEN, I.I., SHELDON, W.J., PEIRCE, G., KUO, T.M.: Polarographic oxygen, the epicardial electro-cardiogram and muscle contraction in experimental acute regional ischemia of left ventricle. Circul. Res. 6 : 779-798. 1958

39. SCHRADER, J., HADDY, F.J., GERLACH, E.: Release of adenosine, inosine and hypoxanthine from the isolated Guinea pig heart during hypoxia, flow autoregulation and reactive hyperemia. Pflüg. Arch. 369: 1-6. 1977

40. SCHUCHHARDT, S.: PO_2-Messung im Myocard des schlagenden Herzens. Pflüg. Arch. 322: 83-94. 1971

41. SCHUCHHARDT, S.: Comparative physiology of the oxygen supply to the tissue. In: Kessler, M. et al. (Ed.): Oxygen supply: Theoretical and practical aspects of oxygen supply and microcirculation of tissue. Urban und Schwarzenberg, München 1972

42. SCHUCHHARDT, S., and LÖSSE, B.: Methodical problems when measuring with PO_2-needle electrodes in semi-solid media. In: Kessler, M. et al. (Ed.): Oxygen supply: Theoretical and practical aspects of oxygen supply and microcirculation of tissue. Urban und Schwarzenberg, München 1972

43. SCHUCHHARDT, S.: Studies pertaining to the regulation of the myocardial O_2 supply. Arzneimittel-Forschung 25: 1671. 1975

44. SCHUCHHARDT, S., RYZLEWICZ, Th., CHRISTOF, I.: The effect of transient cardiac arrest caused by vagus stimulation on the oxygen supply to the dog myocardium. Pflüg. Arch. 359: 32. 1975 (Abstr.)

45. SCHUCHHARDT, S., RYZLEWICZ, Th.: Static and dynamic behaviour of local myocardial oxygen pressure in young and old rats. Vortrag: "Biologie des Alterns", Kolloquium der Deutschen Forschungsgemeinschaft; Reisensburg b. Ulm, Nov. 1976 (unveröffentlicht)

46. SCHUCHHARDT, S., BENZING, H., LÖSSE, B., NIEDERLE, N.: The behaviour of local oxygen pressure and regional blood flow in dog myocardium under temporary coronary occlusion. In Vorbereitung

47. SCHUCHHARDT, S., SCHUSTER, J.: In Vorbereitung

48. SCHULZ, F.W., RAFF, W.K., MEYER, U., LOCHNER, W.: Messung der Kollateraldurchblutung am Hundeherzen mit Hilfe der selektiven Embolisierung eines Coronargefäßes. Pflüg. Arch. 341: 243-256. 1973

49. SCHUSTER, J., SCHUCHHARDT, S.: In Vorbereitung

50. STARLINGER, H., LÜBBERS, D.W.: Polarographic measurements of the oxygen pressure performed simultaneously with optical measurement of the redox state of the respiratory chain in suspensions of mitochondria under steady state conditions at low oxygen tensions. Pflüg. Arch. 341: 15-22. 1973

51. TOBORG, M.: Zur Kenntnis der terminalen Strombahn im Myocard von Ratte und Katze. Zschr. Zellforsch. 123: 369-394. 1972

52. TOMODA, H., PARMLEY, W.W., FUJIMURA, S., MATLOFF, J.M.: Effects of ischemia and reoxygenation on regional myocardial performance of the dog. Am. J. Physiol. 221: 1718-1721. 1971

VI. ZUSAMMENFASSUNG DER ERGEBNISSE

Bei Ratten und Hunden wurde in Narkose nach Thorakotomie der lokale Sauerstoffdruck im Myokard des linken Ventrikels (i.m. PO_2) in situ mit Platin-Nadel-Elektroden (Spitzendurchmesser 100 µm) gemessen. In einem Teil der Versuche wurde die arterielle Koronardurchblutung elektromagnetisch) oder die regionale Myokarddurchblutung (mit Wärmeleitsonden) gemessen.

Folgende Ergebnisse wurden gefunden:

1. Der i.m. PO_2 ist im Verlauf der Zeit unter gleichbleibenden Bedingungen im allgemeinen konstant.
2. Wird der i.m. PO_2 durch irgendwelche vorübergehende Maßnahmen von seinem (Ausgangs) Wert abgelenkt, dann kehrt er anschließend innerhalb weniger Minuten auf diesen Wert zurück.
3. Das Histogramm der PO_2-Werte im Myokard überdeckt den Bereich von 0 mm Hg bis zum arteriellen PO_2. Es hat ein Maximum (mit ca. 30 - 35 % der Werte) im Bereich 11 - 20 mm Hg. Ungefähr 30 - 40 % der Werte liegen unterhalb des venösen PO_2. Ungefähr 14 % der Werte liegen im Bereich von 0 - 10 mm Hg.
4. Wird die Herzarbeit (durch Senkung der Frequenz oder Steigerung des Blutdrucks) verändert, dann bleibt der i.m. PO_2 (innerhalb einer gewissen Schwankungsbreite) konstant.
5. Unter der Wirkung von Adrenalin nimmt der i.m. PO_2 bei der Ratte zu, beim Hund ab.
6. Bei Beatmung mit reinem Sauerstoff steigt der i.m. PO_2 bei der Ratte in 80 %, beim Hund in 73 % der Fälle mäßig an.
7. Bei Beatmung mit 95 % O_2 plus 5 % CO_2 (Carbogen) steigt der i.m. PO_2 in 95 % der Fälle stark an. Carbogen hat die stärkste gewebsoxygenierende Wirkung im Myokard von allen untersuchten Maßnahmen und Agentien.
8. Bei Beatmung mit 10 % O_2 sinkt der i.m. PO_2 immer stark ab. Die Durchblutung steigt immer an. Dieser gesteigerte Wert läßt sich durch Dipyridamol oder Anoxie noch wesentlich erhöhen.
9. Bei Beatmung mit Luft plus 5 % CO_2 steigt der i.m. PO_2 bei der Ratte in 93 %, beim Hund in 72 % der Fälle gering an.
10. Bei Gabe von Dipyridamol steigt die Durchblutung immer (in Abhängigkeit von der Dosis), der i.m. PO_2 in 50 % der Fälle (unabhängig von der Zunahme der Durchblutung) gering an.
11. Wird der Ramus descendens der linken Koronararterie vorübergehend verschlossen, dann fällt der i.m. PO_2 in diesem Myokardbereich gegen Null ab. Nach Drosselöffnung steigt er wieder an. Er hat (bei Drosseldauern bis zu 3 Minuten) den Ausgangswert nach im Mittel 27 Sekunden erreicht (Reoxygenierungszeit des Myokards). Anschließend steigt er vorübergehend über den Ausgangswert an (reaktiver PO_2-Überschuß). Der Betrag des PO_2-Überschusses ist abhängig von der Höhe des PO_2-Ausgangswerts und von der Drosseldauer. Er steigt mit abnehmendem PO_2-Ausgangswert an und hat bei 30 Sekunden Drosselung ein Maximum (zweieinhalb mal den Ausgangswert).

Wir ziehen aus den Ergebnissen folgende Schlüsse:

1. Der i.m. PO_2 wird bei experimenteller Beeinflussung nicht immer konstant gehalten, sondern nur bei bestimmten Formen der Beeinflussung (insbesondere bei Änderungen der Herzarbeit). Die Durchblutung ändert sich dabei immer so, daß sie der Auslenkung des i.m. PO_2 entgegenwirkt, aber häufig (vor allem bei

Senkung des arteriellen O_2-Angebots) nicht in dem Ausmaß, das zur Konstanterhaltung des i.m. PO_2 notwendig wäre.

2. Im Myokard besteht unter physiologischen Bedingungen eine gewisse Inhomogenität der Durchblutung. Diese Inhomogenität ist variabel.

3. Im Myokard besteht unter physiologischen Bedingungen ein gewisser Shunt von Sauerstoff, der durch Diffusion und auf dem Gefäßweg erfolgt.

VII. Abbildungen

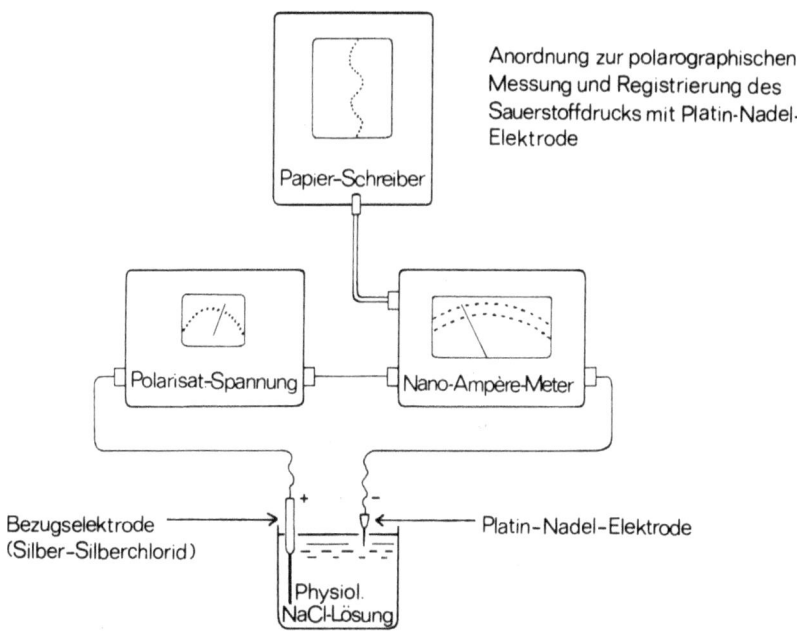

Abb. 1 Anordnung zur polarographischen Messung und Registrierung des Sauerstoffdrucks mit Platin-Nadel-Elektrode

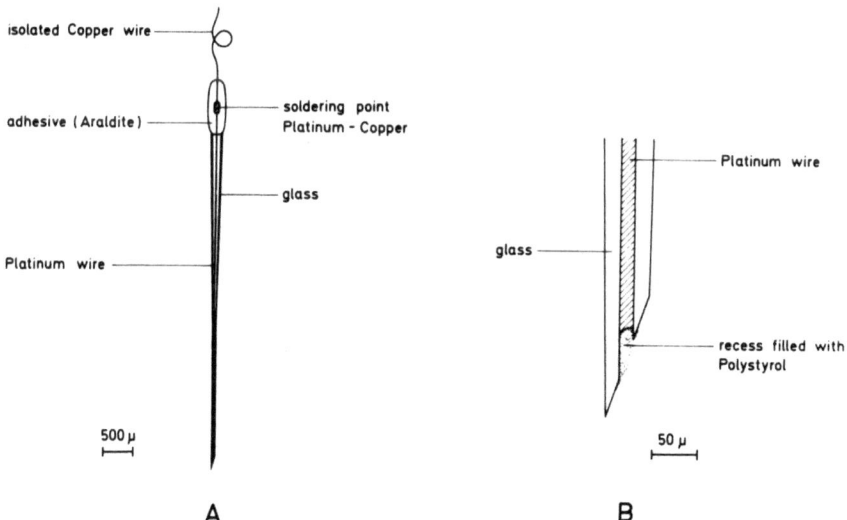

Abb. 2 Platin-Nadel-Elektrode für die Messung des Sauerstoffdrucks im Gewebe im Längsschnitt. A: Gesamtansicht, B: Spitze, vergrößert; für die Messung im schlagenden Herzen betrug der mittlere Spitzendurchmesser 100 μm

a) Thoraxöffnung

b) Platin-Nadel-Elektrode (vergröss. gezeichnet)

c) Kabel von b)

d) Coxialstecker

e) Magnet. Halterung für d) zwischen a) und f) verschiebbar

f) Thermostatisierbares Eichgefäß

Nicht gezeichnet: Silber-Bezugselektroden von Eichgefäß und Tier

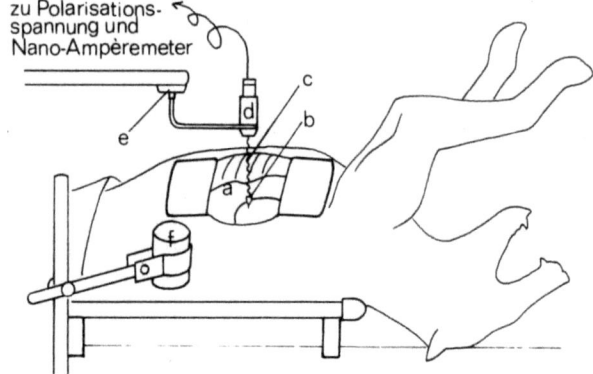

Abb. 3 Teilansicht der Versuchsanordnung zur Messung des intramyocardialen Sauerstoffdrucks im schlagenden Herzen des Hundes

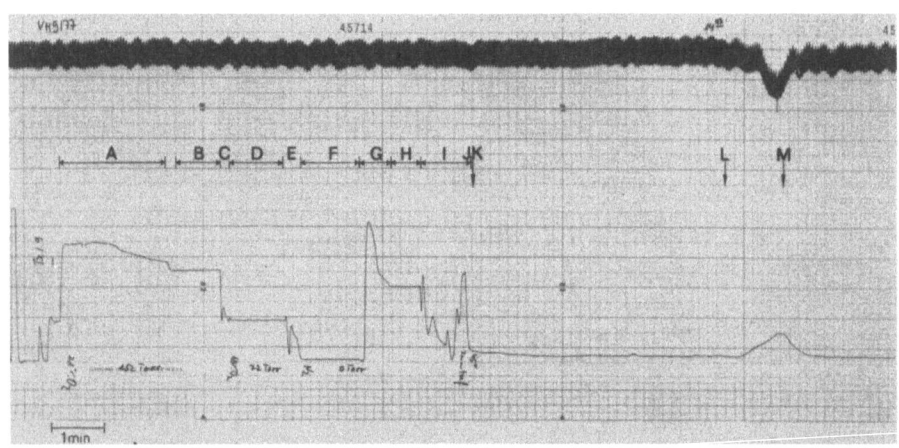

Abb. 4 Originalregistrierung einer Sauerstoffdruckmessung mit Platin-Nadel-Elektrode im Tierexperiment: Eichung (B-H), Einstechen (I-J), Messung und Testung (K-M) im Myocard des schlagenden Hundeherzens in situ. Einzelheiten s. Text.

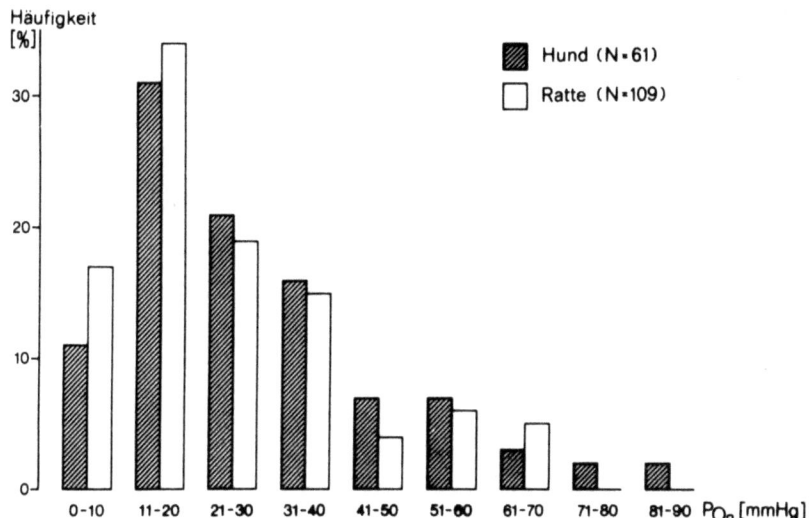

Abb. 5 Häufigkeit der Sauerstoffdrucke in Abhängigkeit von ihrer Höhe im Myocard von Ratte und Hund. Messung mit reitenden Platin-Nadel-Elektroden (Spitzendurchmesser 100 $\pm$ 10 um). Einstichtiefe bei der Ratte 1-3 mm, beim Hund 2-5 mm.

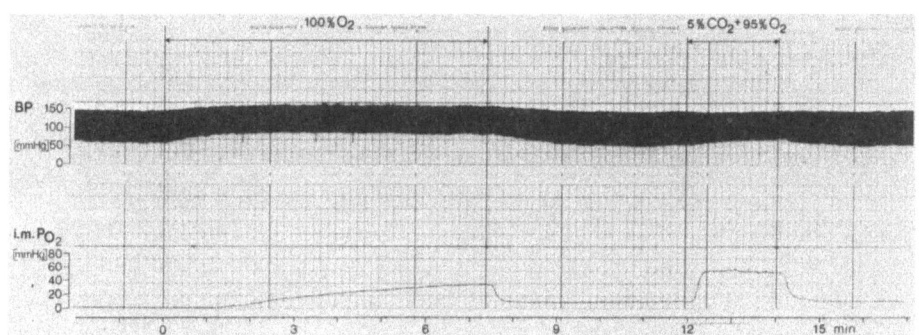

Abb. 6 Verlauf von arteriellem Blutdruck (BP) und intramyocardialem Sauerstoffdruck (i.m.P_{O_2}) bei der Ratte bei vorübergehender Beatmung mit einem Sauerstoff und mit 95% O_2 + 5% CO_2. Die Zacken in der Blutdruckregistrierung haben die Frequenz der Beatmung.

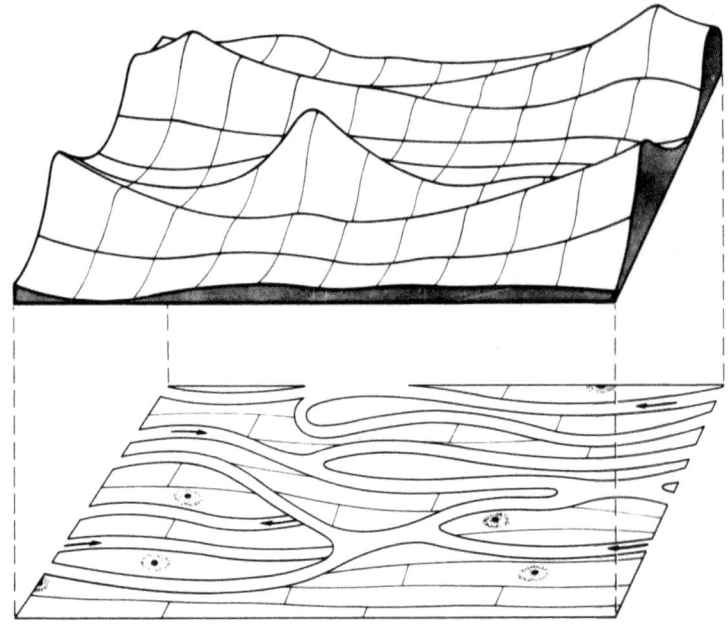

Abb. 7 Darstellung der in einem flächenhaften Myokardausschnitt eines tätigen Herzens auftretenden Sauerstoffdrucke als Relief. - Unterer Teil des Bildes: Schematische Darstellung eines mikroskopischen Myokardausschnittes (Vorderkante ca. 300 µm, Seitenkante ca. 250 µm) mit Muskelzellen und Kapillaren (Strömungsrichtung durch Pfeile gekennzeichnet) (Nach Fabel). - Oberer Teil des Bildes: Die PO_2-Werte eines Myokardhistogramms wurden entsprechend dem Kapillarmuster (Pfeile = arterielle Enden) auf den Ausschnitt verteilt und als "Höhenwert" in das PO_2-Relief projiziert (Basis des Reliefs: 0 mm Hg, höchste Punkte: ca. 90 mm Hg)

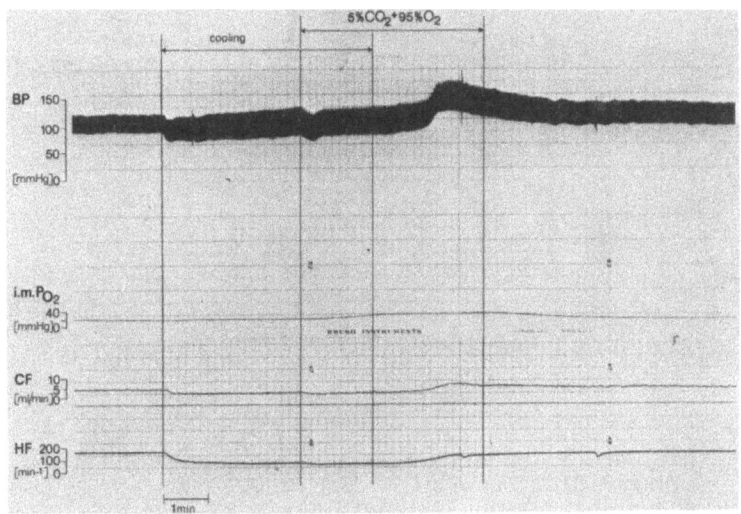

Abb. 8 Verlauf von arteriellem Blutdruck (BP), intramyokardialem Sauerstoffdruck (i.m. PO_2), Durchblutung des Ramus descendens der linken Koronararterie (CF) und Herzfrequenz (HF) beim Hund bei vorübergehender Senkung der Herzfrequenz durch Kühlung des Sinusknotens und während der Kühlung einsetzender vorübergehender Beatmung mit 95 % O_2 plus 5 % CO_2. Die Zacken in der Blutdruckregistrierung haben die Frequenz der Beatmung (nach 47).

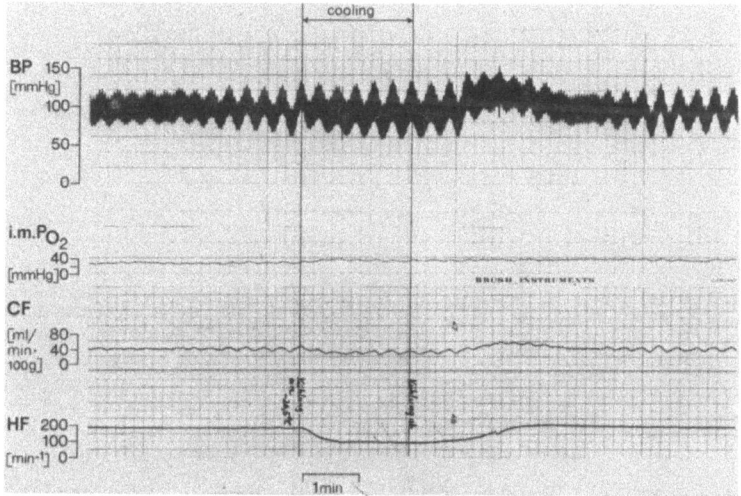

Abb. 9 Verlauf von arteriellem Blutdruck (BP), intramyokardialem Sauerstoff (i.m. PO_2), Durchblutung des Ramus descendens der linken Koronararterie (CF) und Herzfrequenz (HF) beim Hund bei vorübergehender Senkung der Herzfrequenz durch Kühlung des Sinusknotens. Die Blutdruckregistrierung zeigt Schwankungen zweiter und dritter Ordnung (nach 47).

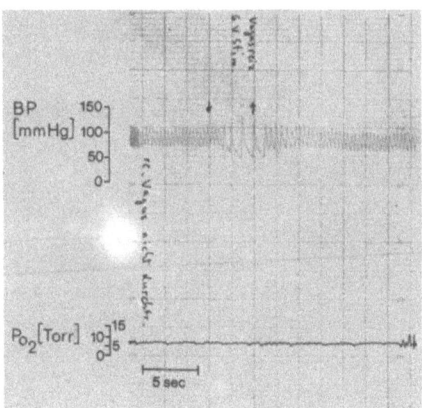

Abb. 10 Verlauf von arteriellem Blutdruck (BP) und intramyokardialem Sauerstoff (PO$_2$) beim Hund bei elektrischer Reizung des Nervus vagus (Pfeile). Die Schwankungen in der PO$_2$-Spur sind durch die Herzbewegung bedingte Artefakte.

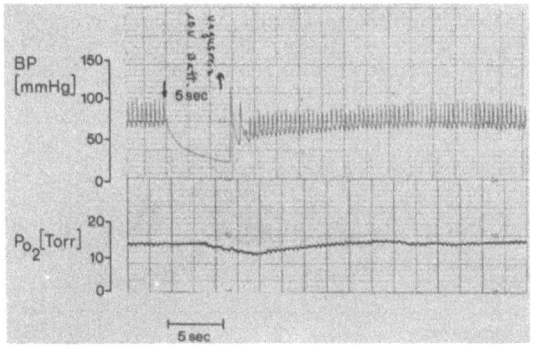

Abb. 11
Verlauf von arteriellem Blutdruck (BP) und intramyokardialem Sauerstoff (PO$_2$) beim Hund bei elektrischer Reizung des Nervus vagus (Pfeile). Die Schwankungen in der PO$_2$-Spur sind durch die Herzbewegungen bedingte Artefakte. Die Versetzung der Schreibfedern des Registriergerätes wurde durch zeitgleiche Anordnung der Kurventeile korrigiert.

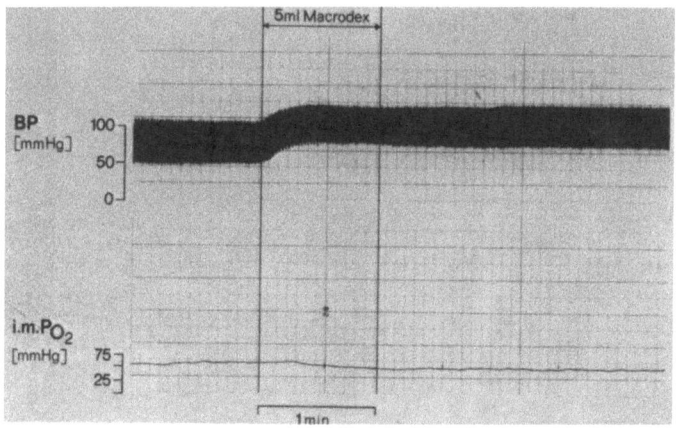

Abb. 12 Verhalten von arteriellem Blutdruck (BP) und intramyocardialem Sauerstoffdruck (i.m.P_{O_2}) bei der Ratte bei intravenöser Infusion von 5 ml Makrodex (= 17% des Blutvolumens) innerhalb einer Minute. Die Blutdruckzacken haben die Frequenz der Beatmung.

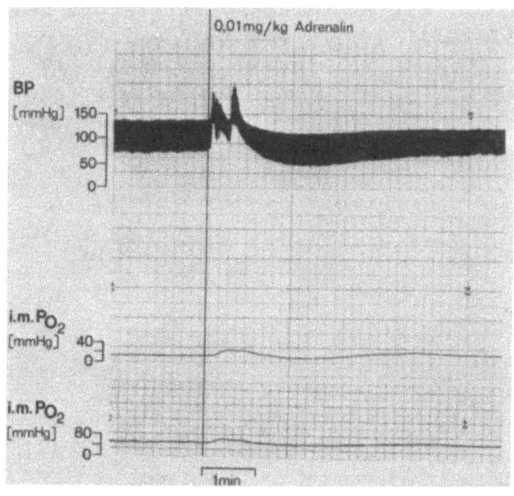

Abb. 13 Verlauf von arteriellem Blutdruck (BP) und intramyocardialem Sauerstoffdruck (i.m.P_{O_2}); gemessen an zwei Stellen) bei der Ratte bei Gabe von Adrenalin. Die Injektion erfolgte aus technischen Gründen in zwei Schüben (Doppelgipfel im Blutdruckanstieg).

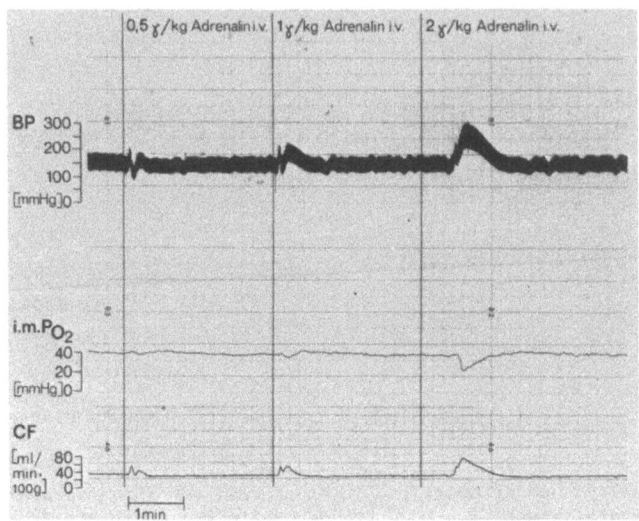

Abb. 14
Verlauf von arteriellem Blutdruck (BP), intramyokardialem Sauerstoff (i.m. PO_2) und Durchblutung des Ramus descendens der linken Koronararterie (CF) beim Hund bei verschiedenen Dosen von Adrenalin. Die Blutdruckregistrierung zeigt Schwankungen zweiter und dritter Ordnung (nach 49).

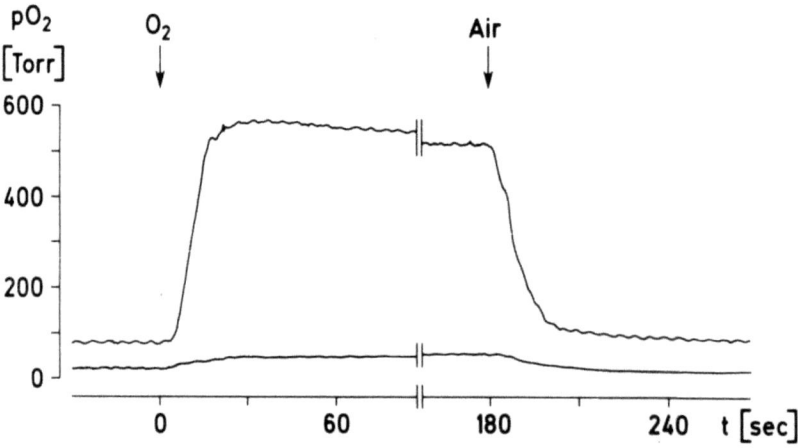

Abb. 15
Verlauf des Sauerstoffdrucks (PO_2) in der Aorta (gemessen mit einer Platin-Katheter-Elektrode; obere Spur) und im Myokard des linken Ventrikels (gemessen mit einer Platin-Nadel-Elektrode; untere Spur) beim Kaninchen bei vorübergehender Beatmung mit Sauerstoff; Kopie der Originalregistrierung.

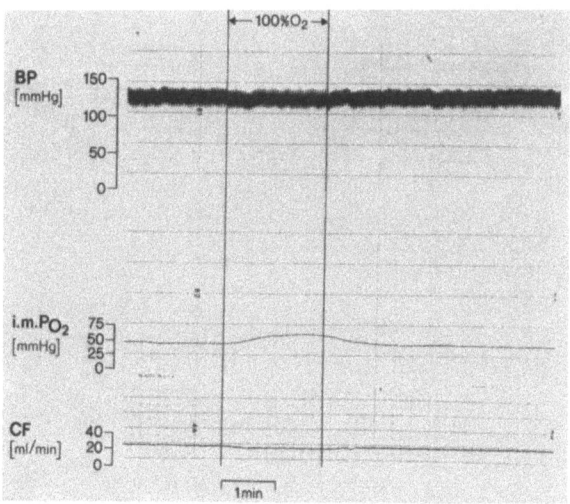

Abb. 16 Verlauf von arteriellem Blutdruck (BP), intramyocardialem Sauerstoffdruck (i.m.P_{O_2}) und Durchblutung des Ramus Interventricul. Ant. der linken Coronararterie bei vorübergehender Beatmung mit reinem Sauerstoff beim Hund. Die Blutdruckzacken haben die Frequenz der Beatmung.

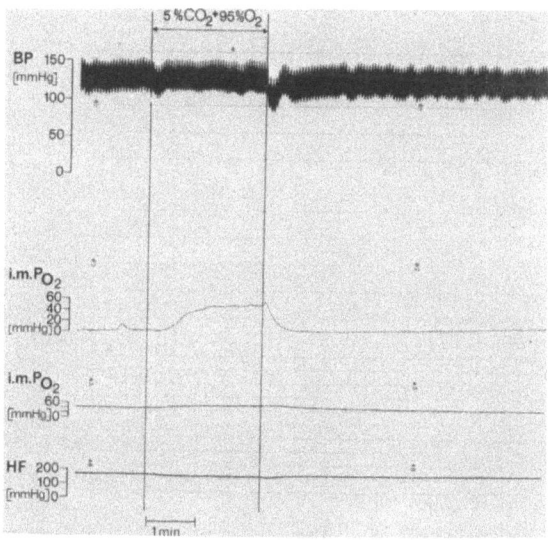

Abb. 17. Verlauf von arteriellem Blutdruck (BP), intramyocardialem Sauerstoffdruck (i.m. P_{O_2}, gemessen an zwei Stellen) und Herzfrequenz (HF) beim Hund bei vorübergehender Beatmung mit 95% O_2 + 5% CO_2. Die Zacken in der Blutdruckregistrierung haben die Beatmungsfrequenz.

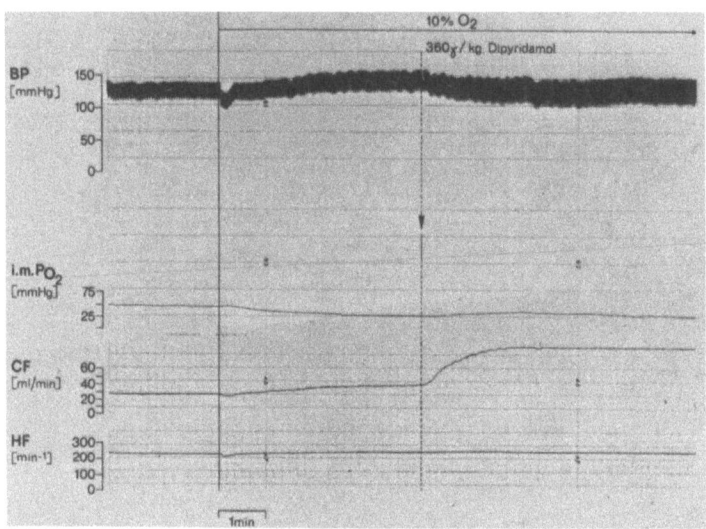

Abb. 18 Verlauf von arteriellem Blutdruck (BP), intramyokardialem Sauerstoff (i.m. PO_2), Koronardurchblutung (CF) und Herzfrequenz (HF) beim Hund bei Beatmung mit 10 % Sauerstoff (über den dargestellten Zeitabschnitt hinaus) und Gabe von Dipyridamol. Die Blutdruckzacken haben die Frequenz der Beatmung (nach 49).

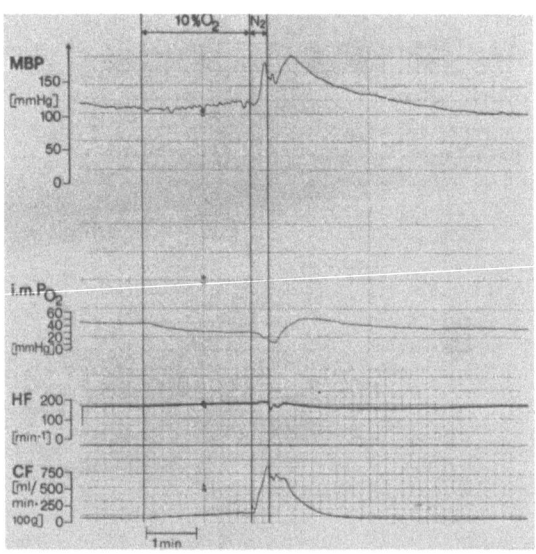

Abb. 19 Verlauf von arteriellem Mitteldruck (MBP), Herzfrequenz (HF), Durchblutung des Ramus descendens der linken Koronararterie (CF) und intramyokardialem Sauerstoffdruck (i.m. PO_2) im Versorgungsbereich des Ramus descendens bei vorübergehender Beatmung mit 10 % O_2 und anschließend mit N_2 beim Hund (nach 47)

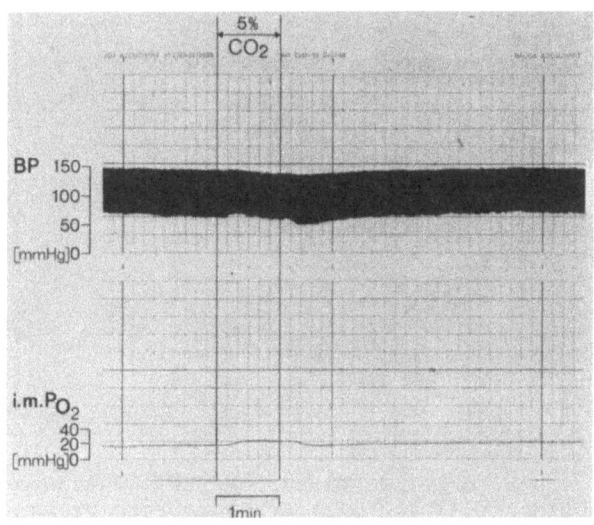

Abb. 20 Verlauf von arteriellem Blutdruck (BP) und intramyocardialem Sauerstoffdruck (i.m.P_{O_2}) bei vorübergehender Zugabe von 5% CO_2 zur Beatmungsluft bei der Ratte

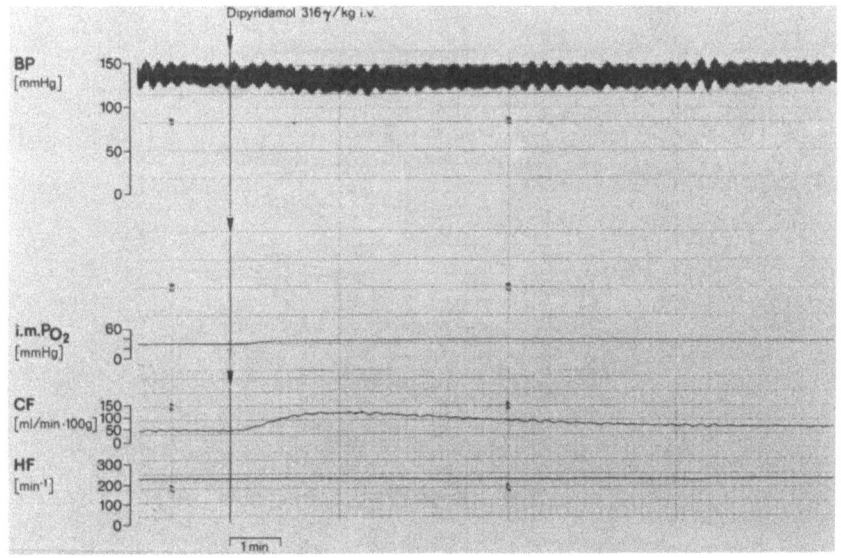

Abb. 21 Verlauf von arteriellem Blutdruck (BP), intramyokardialem Sauerstoffdruck (i.m. PO_2), Koronardurchblutung (CF) und Herzfrequenz (HF) bei Gabe von Dipyridamol beim Hund. Die Blutdruckregistrierung zeigt Wellen zweiter und dritter Ordnung (nach 49).

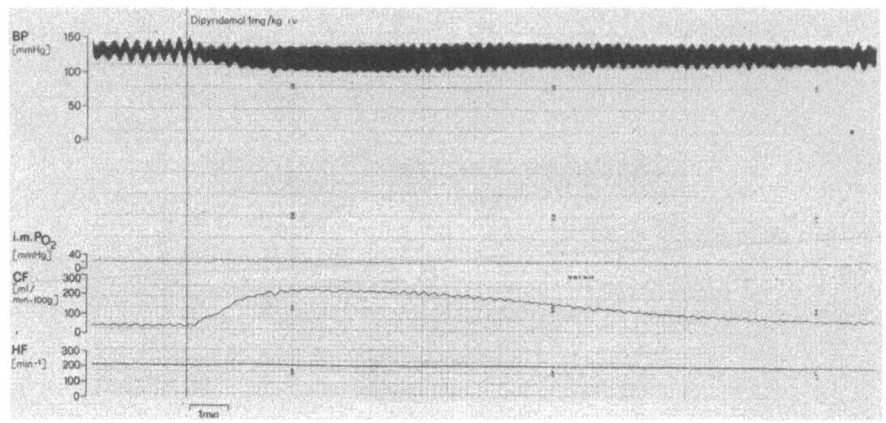

Abb. 22 Verlauf von arteriellem Blutdruck (BP), intramyokardialem Sauerstoffdruck (i.m. PO_2), Koronardurchblutung (CF) und Herzfrequenz (HF) beim Hund bei Gabe von Dipyridamol. Der Blutdruck zeigt Wellen zweiter und dritter Ordnung (nach 49).

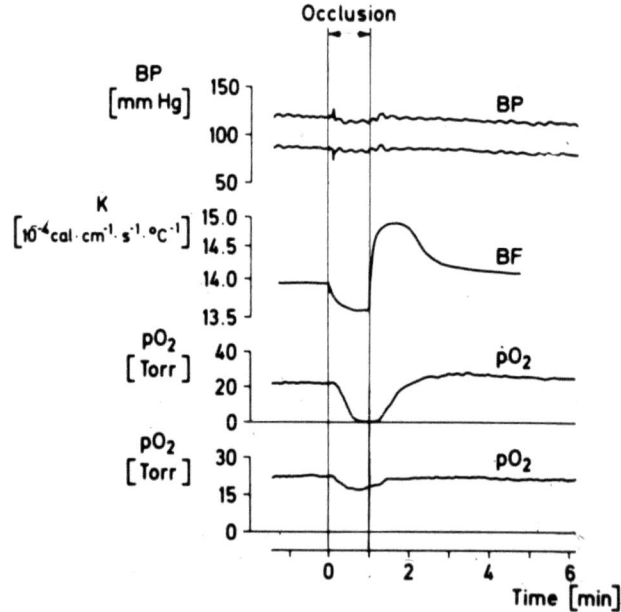

Abb. 23 Verlauf von arteriellem Blutdruck (BP), regionaler Myokarddurchblutung (BF; qualitative Messung mit Wärmeleitsonden; K = Wärmeleitfähigkeit) und intramyokardialem Sauerstoffdruck (PO_2 gemessen mit Platin-Nadel-Elektroden innerhalb [obere Spur] und außerhalb des Verschlußbezirks [untere Spur]) beim Hund während vorübergehendem Verschluß des Ramus interventricularis der linken Koronararterie. Kopie der Originalregistrierung. (Nach 46).

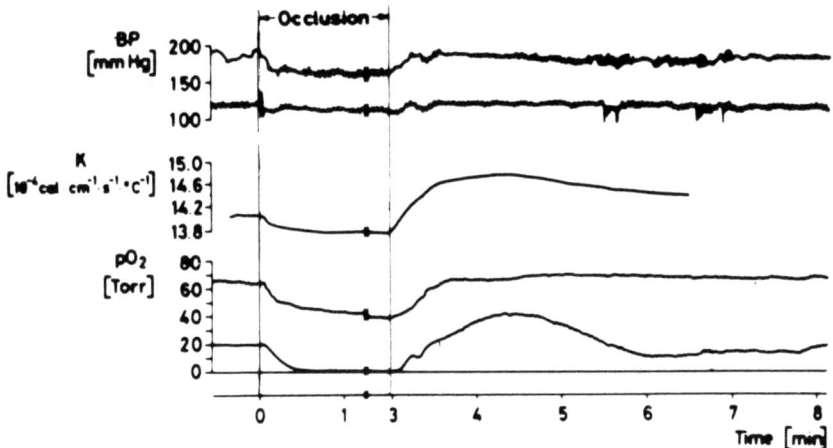

Abb. 24 Verlauf von arteriellem Blutdruck (BP), regionaler Myokarddurchblutung, qualitative Messung mit Wärmeleitsonden (K = Wärmeleitfähigkeit) und intramyokardialem Sauerstoffdruck (PO_2, gemessen an zwei Stellen im Verschlußbezirk) beim Hund während vorübergehender Drosselung des Ramus interventricularis der linken Koronararterie. Kopie der Originalregistrierung. (Nach 46).

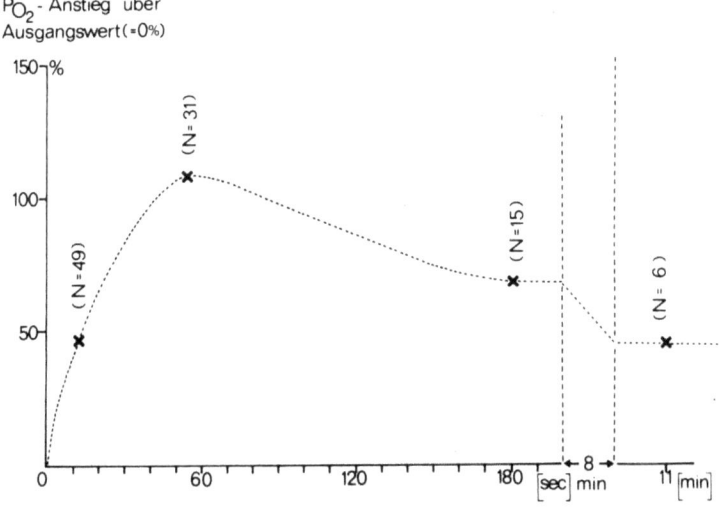

Abb. 25 Höhe des postischämischen P_{O_2}-Überschusses im Myocard des Hundes in Abhängigkeit von der Drosseldauer (nach 46).

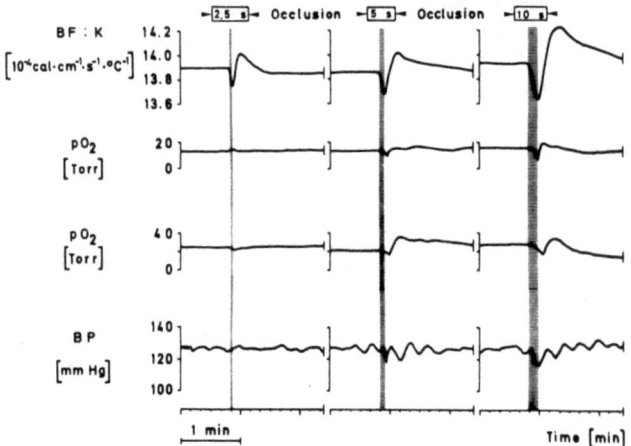

Abb. 26 Verlauf von Durchblutung (BF), qualitative Messung mit Wärmeleitsonden (K = Wärmeleitfähigkeit) und Sauerstoffdruck (PO_2), gemessen mit zwei Platin-Nadel-Elektroden im Myokard der Vorderwand des linken Ventrikels während Verschluß des Ramus descendens. BP: Mittlerer arterieller Blutdruck. Der Zeitabstand zwischen den Drosselungen beträgt wenige Minuten. Kopie der Originalregistrierung (nach 4).

FORSCHUNGSBERICHTE
des Landes Nordrhein-Westfalen

*Herausgegeben
im Auftrage des Ministerpräsidenten Heinz Kühn
vom Minister für Wissenschaft und Forschung Johannes Rau*

Die ,,Forschungsberichte des Landes Nordrhein-Westfalen" sind in zwölf Fachgruppen gegliedert:

Geisteswissenschaften

Wirtschafts- und Sozialwissenschaften

Mathematik / Informatik

Physik / Chemie / Biologie

Medizin

Umwelt / Verkehr

Bau / Steine / Erden

Bergbau / Energie

Elektrotechnik / Optik

Maschinenbau / Verfahrenstechnik

Hüttenwesen / Werkstoffkunde

Textilforschung

WESTDEUTSCHER VERLAG
5090 Leverkusen 3 · Postfach 30 06 20

MIX
Papier aus verantwortungsvollen Quellen
Paper from responsible sources
FSC® C105338

If you have any concerns about our products,
you can contact us on
ProductSafety@springernature.com

In case Publisher is established outside the EU,
the EU authorized representative is:
**Springer Nature Customer Service Center GmbH
Europaplatz 3, 69115 Heidelberg, Germany**

Printed by Libri Plureos GmbH
in Hamburg, Germany